WIE GESUND BIN ICH SCHON? WIE KRANK BIN ICH NOCH?

von

Dr. Rosina Sonnenschmidt

Cartoons: Dr. Markus Kasper

Herausgeber:
SENSEI Verlag, Cannstatter Str.13
71394 Kernen.

1. Auflage: April 2010

ISBN 978-3-932576-75-1

Vorwort Dr. Helge Jany

Eine neue Ära in der Heilkunde hat begonnen. In ihrem neuen Buch fasziniert uns Rosina Sonnenschmidt mit einem ganz anderen Verständnis von Krankheiten, deren Ursachen und ihren Heilungswegen. Auf der Suche nach einfachen Lösungen hat sie sie immer bei Mutter Natur gelernt und ermuntert uns immer wieder: Lerne, wie die Natur heilt, verstehe die Zeichen des Körpers und vertraue seiner unendlichen Weisheit und Wandlung.

Dieser Leitsatz ist mir in meiner 30-jährigen Tätigkeit als Arzt in seiner ganzen Tiefe verborgen geblieben. Im alten Denken sind es die Medikamente und medizinischen Maßnahmen, welche den kranken Menschen gesund machen können. Der rasante Wissenszuwachs in der Medizin, die phantastischen Fortschritte in der medizinischen Diagnostik und Labortechnik haben auch die Behandlungsmöglichkeiten beträchtlich erweitert. Dennoch nimmt der Anteil an chronisch kranken Menschen mit degenerativen Erkrankungen, Schmerzen, Krebs und anderen schlimmen Krankheiten in der Praxis stetig zu. Die Menschheit kann technisch auf den Mond fliegen, findet aber bei vielen Krankheiten scheinbar unüberwindbare Grenzen.

Rosina Sonnenschmidt hat in ihrer langjährigen Heilerpraxis diese Grenzen überwunden und begeistert nun in diesem Buch mit ganz neuen Dimensionen der Heilung. In vielen liebevollen Krankengeschichten können wir miterleben, wie Patienten mit langjährigen und zum Teil aussichtslosen Krankheiten genesen. Die medizinische Wissenschaft spricht hier von Wundern, für Rosina ist es natürliche Logik, die wir alle verstehen und auch erlernen können. Sie zeigt uns z. B., wie Krebs ausheilt!

Für diesen Quantensprung in der Medizin möchte ich ihr gern den Nobelpreis verleihen.

Leider gibt es keine „Rosina-Pillen", die uns ohne unser eigenes Zutun genesen lassen. „Bitte verwandle dich" – ist die wichtigste Voraussetzung für Heilung. Es müssen   alte Denk- Fühl- und

Verhaltensweisen verändert und das Urvertrauen in die Selbstheilungskräfte des Körpers gestärkt werden. Verschiedene biologische Massnahmen der Entsäuerung, Vitalisierung und Rhythmisierung unterstützen den Genesungsprozess.

Madam Heiterkeit ist eingeladen und spielt eine Hauptrolle.

In diesem Buch bilden Therapie und Praxis eine Einheit. Es ist gleichermaßen für Patienten und Therapeuten geschrieben. Für die Standortbestimmung in der Frage „Wie gesund bin ich denn eigentlich schon und wie krank bin ich noch", hat uns Rosina Sonnenschmidt ein untrügliches und praktisch erprobtes Werkzeug zur Verfügung gestellt. In 12 Fragekomplexen mit jeweils 24 Fragen zeigt es sich genau, ob es schwer oder leicht ist, alte Denkmuster durch neues Vertrauen zu ersetzen. Wer hier gerne mogelt, der baut sich selbst Umleitungen und Stoppschilder in seinen Heilungsweg ein. Ich wünsche mir von ganzem Herzen, dass viele kranke Menschen durch dieses Büchlein wieder Mut fassen und neue Wege der Heilung finden.

Möge dieses Buch auch in den Händen von Therapeuten, Medizinstudenten, Ärzten und Professoren viele Impulse setzen, damit wir immer besser unseremn ureigensten humanistischen Auftrag gerecht werden.

Liebe Rosina, ich möchte mich bei Dir für deine wunderbare Arbeit bedanken. Ich sage JA zur Heilung!

Dr. med. Helge Jany, Facharzt für Innere Medizin, Homöopathie, Querfurt

Vorwort Dr. Romana Richter

In jedem von uns stecken riesige Potentiale, die Natur hat uns mit allen Fähigkeiten ausgestattet, die wir brauchen. Ängste, schlechte Gewohnheiten, Schuldgefühle, Situationen, in denen wir scheinbar versagt haben, falsche Glaubenssätze , falscheund Erwartungen hindern uns daran, diese Fähigkeiten in uns zu entdecken, zuzulassen und zu leben.

Das macht uns über kurz oder lang krank. Frau Sonnenschmidt hat viele Menschen behandelt, die an lebensbedrohlichen Krankheiten litten und sich in ausweglosen Situationen, oft auch an der Schwelle zum Tod befanden. Sie hat darüber wertvolle Bücher geschrieben und auch uns als Therapeuten damit unbeschreiblich bereichert.

Eine tiefgreifende Erkenntnis zieht sich wie ein roter Faden durch alle ihre Bücher und Seminare: Man kann die wirksamsten, bewährtesten und stärksten Medikamente verordnen, aber davon werden wir nicht automatisch gesund. Die wichtigste und stärkste Kraft in unserem Leben ist das Vertrauen. Das Vertrauen zu uns selbst. Das Vertrauen, dass wir selbst in schwierigsten Situationen zu Personen um uns haben, die uns helfen und das Vertrauen, dass alles einem höheren Plan folgt.

Antoine de Saint-Exupery schreibt in seinem Buch *Der kleine Prinz*: „Es macht die Wüste so schön, dass sie irgendwo einen Brunnen birgt." Eine Krankheit oder eine neue Lebenssituation ist immer eine Chance, sich selber wahrzunehmen und im Leben etwas Krankmachendes abzulegen. Wie oft kümmern wir uns um andere und vergessen uns selbst dabei aus den verschiedensten Gründen. Wir sind es gewohnt, zu funktionieren und die Erwartungen der anderen zu erfüllen. Dabei sind wir oft nicht ehrlich zu uns selbst.

Unser Körper mit allem, was dazu gehört ist wie ein Haus. Es ist unser Erbstück und wird uns gegeben zu Beginn unseres Lebens. Wir können es, wenn wir es wollen, hübsch einrichten und einen Blickfang daraus machen.

Aber wenn wir es heruntergewirtschaftet haben, ewig die Energierechnung nicht bezahlt haben, können wir nicht wie die modernen Mietnomaden einfach umziehen und uns irgendwo anders einnisten. Wir müssen sorgfältig mit unserem Haus umgehen, wenn wir lange und komfortabel darin wohnen wollen.

Dieses Buch ist eine zauberhafte Möglichkeit, als gesunder, wie auch als Kranker auf eine humorvolle Weise wieder zu lernen, seinen Körper wahrzunehmen, auf seine innere Stimme zu hören und vielleicht vergessene Signale zu erkennen, die uns helfen, gesund zu werden und zu bleiben.

Dr. med. Romana Richter, Fachärztin für Gynäkologie und Geburtshilfe, Homöopathie, Querfurt

Mal ehrlich

Wissen wir nicht alle selber, was uns gut tut? Handeln wir nicht wider besseres Wissen, wenn wir das tun, was uns krank macht? Ich habe mich oft gefragt, ob wir Menschen trotz der vielen Arbeit, die wir uns aufhalsen, zuviel Langeweile haben und deshalb krank werden.? Es kommt mir oft so vor, als probten wir ein Leben lang, bestimmte krankmachende Einflüsse innerlich abzulehnen, sie aber dann aus Gewohnheit doch zuzulassen. Da ist der erste Eindruck: das sollte man lassen. Aber da ist die andere Stimme der Gewohnheit: Ach, komm, mach es. Und danach geht es einem, wie schon so oft, hundsmiserabel. Die innere Stimme sagt: Na, bitte, hab ich's nicht gleich gewusst? Die Stimme der Gewohnheit, auch Ego genannt, meint: „Ich konnte ja nicht anders". Wenn man schon ganz verdorben von diesem Spielchen ist, kann man hinzufügen: „Ich konnte ja nicht anders, mein Mann ist schuld. Der will immer Wurst essen, da muss ich es ja auch tun". Oder: „Des war scho immer so. Mei Oma hät's ghät, mei Muoder hät's ghät, jez hän i's", nämlich Rheuma, Diabetes, Arthrose, Krebs oder sonst eine vererbte Krankheit. Wir finden einen Schuldigen, warum dafür, dass es uns nicht gut geht. Ich rede von „wir", weil ich keine Ausnahme bin. Ich war selber schon zweimal richtig schwer krank und kenne gelegentliche „Ausrutscher" recht gut, wenn ich trotz des Wissens und der Erfahrung etwas esse oder tue oder zulasse, von dem ich genau die unerfreuliche Konsequenz kenne: Übelkeit, schlechtes Gefühl, miese Laune usw.

Das hat mich aber nicht pessimistisch gestimmt. Im Gegenteil. Ich liebe und wertschätze die Spezies Mensch. Ich finde es wunderbar, was wir Menschen erschaffen können und akzeptiere, dass jeder auch einen Teufel oder ein Monster in sich trägt, das mehr oder weniger erlöst ist. Es steht jedem frei zu entscheiden, in was man seine Energie eingibt, in die förderlichen oder in die zerstörerischen Kräfte.

Seit meiner Kindheit fasziniert mich menschliches Verhalten. Ich begann schon früh, unsere menschliche Natur zu beobachten und zu studieren. Das hat mich zu einem glücklichen und zufriedenen Menschen gemacht – ein überaus dornenreicher Weg, denn die Begegnung mit dem menschlichen Schatten war auch die Begegnung mit meinen eigenen Schattenanteilen. Aber es hat sich gelohnt und lohnt sich sicher immer noch.

Ein paar Dinge habe ich im Leben begriffen, die tief in mein Bewusstsein eindrangen und mich dazu bewogen, Heilkunde zu betreiben:

1. Heilung ist Wandlung zum Besseren
2. Heilung geschieht schneller, als krank zu werden
3. Gesundheit und Glücklichsein will jeden Tag aufs Neue erschaffen werden
4. Krankwerden ist der Wunsch, Grenzen zu überschreiten
5. Heilwerden verlangt Überwindungsenergie

Diese Erkenntnisse dienten der Aussöhnung mit dem Phänomen „Krankheit" und den schlechten Gewohnheiten. Sie förderten meine Kreativität zutage, wie man aus der Krankheit ins Heilsein zurück findet. Ich traue vor allem chronisch kranken Menschen viel zu, weil es sich bei ihnen um starke Persönlichkeiten handelt. Kein Schwächlicher trägt die Last der Familie, opfert sich für Kinder, Partner, Eltern oder andere Menschen auf. Mag sein, das geschieht unterbewusst, aber es geschieht! Ich hege eine stille Bewunderung für diese Menschen, egal, in welchen Grad der chronischen Krankheit sie geraten sind, wie sie aussehen oder sich verhalten. Entscheidend ist, jetzt will jemand etwas ändern und vom Kranksein ins Heilwerden wechseln. Für diesen edlen Entschluss lasse ich mir viele Hilfen einfallen. So entstand dieses Buch. Ich freue mich mit dem Patienten, wenn es im Heilungsprozess voran geht und verstehe, dass er oder sie hin und wieder mal wissen möchte: Wie gesund bin ich schon? Wie krank bin ich noch? Meine Übungen sind sozusagen „mentale Wegzehrung", vielleicht auch ein netter Zeitvertreib. Wie sagte mal ein Kinesiologe vor 50 Jahren:

Die Heilkunst ist die Kunst, den Patienten zu unterhalten, während er sich selbst heilt.

So ist es! Doch will auf unserer Seite, der der Behandler, das „Entertainment" gelernt sein und ist auf der Seitens des Patienten ganz schön Arbeit angesagt. Ich bin sehr für Hausaufgaben, weil der Patient dann mit etwas anderem beschäftigt ist, als sein Krankheitsbewusstsein zu nähren, indem er nur an seine Krankheit denkt und nur über Laborwerte und klinische Befunde spricht. Ich sage es frei heraus: von den meisten „Selbsthilfegruppen" halte ich nichts, weil in ihnen das Energiefeld der Krankheiten genährt wird. Man spricht über die Schwere der Krankheiten und übertrumpft sich gegenseitig mit dem, was man an Operationen und Medikamenten-nebenwirkungen ertragen hat. Da wird nicht gesungen und gelacht, Madame Heiterkeit ist nicht anwesend und bringt die kranke Masse in Bewegung. Nein, nur in den seltensten Fällen hilft dort jemand sich selbst und dem anderen, aus dem Leid herauszukommen. Selbstverständlich muss es einen Zeit-Raum geben, in dem Sie über Ihr Kranksein sprechen, sich beweinen und tief ins Leidenstal abtauchen dürfen. Bitteschön, dafür gibt es Therapeuten, die, wenn sie das Wesentliche der Heilkunst verinnerlicht haben, zuhören und mitfühlen. Aber dann heißt es nach vorne schauen, vorwärts gehen, denn vor Ihnen liegt die Lösung, die Los-Lösung vom Kranksein, was man Heilungsprozess nennt.

Der Kabarettist Dr. Eckart von Hirschhausen, ein Arzt, der „von der Klinik zur Komik" wechselte, sagte einmal: „Sie fragen, wie man krank wird? Da müssen Sie nur genügend Untersuchungen durchführen lassen und Diagnosen sammeln. Nach jeder Untersuchung sind

Sie ein bisschen kränker." Wir alle wissen, es ist nicht leicht, aus selbst erschaffenen Tretmühlen, alten Gewohnheiten, alten Denk- und Verhaltensmustern auszubrechen. Deshalb brauchen wir ein wenig „Unterhaltung", so dass wir uns positiv verändern. Dazu dient dieses Buch, das, wie gesagt, aus der Praxis ganz von alleine entstand.

Wie denn? Chronisch Kranke bekommen zum Beispiel die Aufgabe, im Internet passend zu dem Organsystem, an dem sie erkrankt sind, einen Witz zu finden. Dann verordne ich Kabarett, Lustspiele, Operette, Komikerfilme usw., je nach Geschmack. Wenn man diese Gemütströster nicht „live" im Theater aufsuchen kann, dann greife man zu CDs wie zum Beispiel die herrlichen Kabarettnummern vom besagten Komiker-Arzt Dr. Eckart von Hirschhausen.

Ferner habe ich über zehn Jahre lang Fragebögen an meine Patienten verteilt, damit sie sich selbst und ganz ehrlich bestimmte Dinge fragen. Die Fragen sind zusätzliche Hilfen im Heilungsprozess, um zu fühlen und zu erkennen, wo man steht. Wie gesund bin ich denn schon? Das messen wir nicht an vorgegebenen Maßstäben, auch nicht an Laborwerten, denn die folgen Ihrem Bewusstsein. Noch mal zum Mitdenken:

Was Sie schwarz auf weiß beispielsweise in Ihrem Blutbild als Zahlenwerte lesen, ist die Folge Ihres Denkens, Fühlens und Handelns. Sie können soviel Aminosäuren, Vitamine und, Mineralien in sich rein schütten, wie Sie wollen, Sie können streng vegan leben und 5x am Tag eine Stunde im siebenfachen Lotussitz meditieren, Sie können sich bis auf die Knochen runter fasten und nur noch von Prana leben – Sie werden Ihre Krankheit nicht los, Sie bleiben nicht gesund, wenn Sie Humor, Freude, Dankbarkeit nicht täglich üben und Ja zu Ihrem Leben sagen. Wenn Sie sich nicht mit freundlichen, humorvollen Menschen umgeben, um sich im besten Sinne anstecken zu lassen, ist Heilung nicht möglich. Heilung ist Veränderung im Denken, Fühlen und Handeln. Das ist ganz einfach, aber nicht leicht.

In meiner Praxis sind hauptsächlich chronisch Kranke. Ihr Heilungsprozess braucht eine Weile. Damit der nicht zur Langeweile degeneriert, schaue ich auf die Potenziale und verordne entsprechend „kreative und humorvolle Krücken". Eine dieser „Krücken" ist dieses Buch, das, wie gesagt, aus den vielen Fragebögen, von alleine entstanden ist.

Noch etwas zum zweiten Teil: „… wie krank bin ich noch? Er könnte missverstanden werden. Etwas gestelzt ausgedrückt besagt er: Inwiefern bin ich noch nicht in meiner Ordnung? Woran kranke ich immer noch im Sinne von Festhalten an alten Gewohnheiten und Glaubenssätzen? Wo halte ich mir auch ein Hintertürchen offen? Krankheit kann ja zur Eigenfunktion eines Menschen werden: ein bisschen krank sein und ich bekomme alle Zuwendung und Aufmerksamkeit. Ich komme aus der anonymen Masse Mensch und plötzlich bin ich ein wichtiger Fall. Der Professor persönlich hat mich operiert, ich bin eingeladen worden zu einem Experiment in der Krebsbehandlung usw. Meine Krankheitsdiagnose ist zu einem dicken Ordner angeschwollen. Es hat mir zwar keiner wirklich helfen können, aber es sieht doch bedeutsam aus, was man alles so rausgefunden hat. Ja, das ist menschlich und verständlich. Den Patienten teile ich deshalb mit:

Sie dürfen weiterhin im Mittelpunkt stehen, Aufmerksamkeit und Mitgefühl erhalten, aber nicht mehr um den Preis Ihrer schweren Krankheit.

Wie krank bin ich (immer) noch? Halte ich immer noch an dem Glauben fest, Homöopathie wirke nicht, weil nichts drin ist? Meine ich immer noch, die Zukunft der Heilkunst liegt in noch mehr Impfungen und Apparaten? Lehne ich immer noch die Arbeit des Anderen ab, weil ich sie nicht verstehe? Jetzt sind wir bei uns Therapeuten angekommen. In der Medizin, in der Heilkunst allgemein gibt es noch viel Krankes zu überwinden. Deshalb ist das Buch für jeden geeignet, mal zu überprüfen, wie gesund sein Menschenverstand schon ist und wie krank sein Verhalten noch ist.

Ich appelliere an den Spieltrieb und das Lustempfinden in uns Menschen, indem man ganz für sich alleine – nur so ist man ehrlich – den Test von Zeit zu Zeit durchführt: Wie gesund bin ich denn schon? Das ist die Frage, nachdem man schon einen Heilungsprozess begonnen hat. Wie krank bin ich noch? Hinter dieser Frage steht die Erkenntnis, dass noch etwas fehlt zum heil und ganz werden.

Die Fragen sind kein Intelligenztest, sie dienen auch nicht dazu, den schiefen Turm von Pisa gerade zu rücken, sie sind aus dem Leben gegriffen.

Vom Anti zum Pro

Ein paar krankmachende Verhaltensweisen müssen wir uns schon genauer anschauen, damit in uns der mächtige König oder die mächtige Königin aufersteht und das Machtwort spricht: „Schluss jetzt. Das war's. Ab heute wird's anders!" So eröffnet sich ein Weg der Wandlung, was man Heilung nennt. Die „Unterhaltung" dazu bietet dieses Buch, das einem alten Leitsatz folgt, den Paracelsus schon vor 500 Jahren prägte:

Nicht aus der Theorie folge die Praxis, sondern aus der Praxis folgt die Theorie.

Das ist natürlich „harter Toback" für die Besserwisser, für die Pharmamedizin und Pillenverkäufer. Es wird uns täglich ein neues Sortiment von Wunderpillen gegen irgendein Leiden angeboten. Bei keiner Krankheit gibt es so viele Wundermittel wie bei unserer modernsten Seuchenkrankheit, dem Krebs. Wer viel Geld verdienen will, muss nur sagen, dass dieses oder jenes Mittel gut gegen Krebs ist und schon kann man sich eine goldene Kloschüssel bestellen. Der Erfolg ist einem dann sicher. Allein schon das Wort „Krebs" löst sofort eine Habachtstellung aus. Ach, gibt es da was Neues? Gibt es endlich DIE Arznei, DIE Heilmethode? Ja, es gibt viel Marktgeschrei und man braucht als Therapeut die Tugend der Gelassenheit, um zu sagen: Die Karawane zieht weiter. Morgen wird schon wieder ein neues Wundermittel angepriesen und ein neues Feindbild verkauft. Mal sind es die Ärzte oder Heilpraktiker, mal sind es die Bakterien oder Viren. Immer ist irgendeiner schuld an der Misere. In diesem Energiefeld wachsen die „Antis". Viele Menschen sind so schwerkrank, weil sie lauter Antis jahrelang geschluckt haben: etwas gegen Kinderkrankheiten – möglichst vierfache, sechsfache, achtfache Impfungen, damit der Körper auch wirklich keinen Muckser mehr von sich gibt und das Immunsystem sich als überflüssig empfindet.

Antis gegen Fieber, Schweiß, Pickel, Depression, Entzündung, Nervosität tun ein Übriges, natürliche Ventile des Körpers zu blokkieren. Da dies alles nichts mit Heilung zu tun hat und uns moderne Menschen immer kränker macht, sind wir verwirrt über unseren Standort im Leben.

Auf humorvolle Weise möchte ich Sie daher einladen, dieses Buch als Orientierungshilfe zu benutzen. Es soll Ihnen genauso viel Spaß machen wie vielen meiner Patienten und den Patienten   meiner Kollegen. Es hat sich in der Praxis gezeigt, dass selbst bei Schwerkranken Hoffnung und Licht ins Leben zurückkehren, weil sie durch den Selbsttest wesentliche Dinge begreifen:

* Heilung ist mein Wandlungsprozess des Bewusstseins.
* Heilung hat unendlich viele Grade. Ich kann immer etwas
  verbessern.
* Ich kann nur mich selbst heilen.
* Ich weiß, was mir gut tut.
* Heilwerden macht Spaß.

Der Altmeister Paracelsus spricht vom „inneren Arzt", der in jedem Menschen tätig ist, solange er inkarniert ist. Der „äußere Arzt" gibt die Impulse, sich an die Selbstheilungskräfte zu erinnern. Natürlich muss man als Therapeut kreativ sein, um ein paar gute Impulse geben zu können und möglichst dauerhaft eine Liaison mit Madame Heiterkeit pflegen. Immerhin sollen diese Impulse den Kranken aus dem Gefängnis negativer Glaubenssätze und   schlechter, wenn nicht gar selbstzerstörerischer Gewohnheiten in die Freiheit von Körper und Geist führen. Dazu benötigt man ebenfalls die Kraft des Innehaltens, um sich zu fragen: Wie gesund oder heil bin ich schon und was ist bei mir noch krank im Denken, Fühlen und Handeln? Wir Therapeuten sitzen gerne auf einem Thron der Theorie, wissen was für andere heilsam ist und sorgen nicht gut für uns selbst. So sei das Buch auch eine Hilfe für uns, die Vertreter der Heilkunst, um ein wenig mehr über unseren geistigen Standort und den Grad der Heil- und Ganzwerdung zu erfahren.

Standortbestimmung

Dieser Helfer zur Selbsthilfe ist für alle Menschen gedacht, die auf dem Weg der Heilung sind – also eigentlich für jeden von uns. Manche haben körperliche Leiden, begeben sich in einen ganzheitlichen Heilungsprozess und wollen immer mal wieder wissen: Wo stehe ich denn, was habe ich bereits erreicht und was ist noch nicht in meiner Ordnung? Andere haben typische Stressprobleme und überholen an Fleiß und Arbeitswut noch Bienen und Ameisen. Da sieht man die Probleme schon anrollen! Doch die weise Mutter Natur in uns Menschen lässt auch den „Workaholic" innehalten und fragen: Wo stehe ich denn eigentlich? Was habe ich erreicht? Ist schon alles zu spät? Kann ich zur meinem Lebensrhythmus zurück finden? Wiederum viele andere Menschen sind nicht im engeren Sinne krank, man hat ihnen keine Etikett-Diagnose (Morbus Irgendwer) gestellt – übrigens der beste Weg gesund zu bleiben. Aber sie spüren, dass sie auf einem Weg der Erkenntnis sind und stellen die zentralen Fragen, die wir als spirituelle Wesen irgendwann stellen: Wer bin ich? Was sind Leben und Tod? Welchen Sinn hat mein Leben? Wie bin ich als Mensch gemeint? Wie bei einem realen Wanderweg halten wir mal inne und wollen uns orientieren. Bin ich noch auf dem richtigen Weg? Was habe ich erreicht und was liegt noch vor mir?

In diesem Buch geht es also um Orientierung, um Heilung und vor allem um die Möglichkeit, sich selbst zu helfen. So einfach das klingt, so schwer ist es. Es ist beinahe eine deprimierende Tatsache, dass jeder von uns genau weiß, genau spürt, was richtig wäre, was einem gut täte. Aber wir tun es nicht!

Mein Leben lang arbeite ich daran, diesen inneren Widersacher zu begreifen. Etliche Male im Leben habe ich den Segen erlebt, wenn ich auf meine innere Stimme hörte. Alles lief leicht und heiter. Dann aber wieder war ich keinen Deut besser als meine heutigen Patienten, indem ich wider besseren Fühlens und Wissens handelte und folglich auch schwer krank wurde. Mir half die tief greifende Erkenntnis, dass wir eben ein Ego-Bewusstsein und ein Höheres Selbst sind und mal die Schattenkraft, mal die Lichtkraft zum Zuge kommt. Dieses Balancieren ist das, was Leben ausmacht. Als ich in die Versöhnung mit mir kam und beide Kräfte akzeptierte, erkannte ich die Lösung: Ich habe jederzeit die Wahl. Ich kann wider besseren Wissens handeln, es erkennen und – ÄNDERN!!! Nicht den Fehler zu begehen, ist das Problem, sondern keine Erkenntnis daraus zu ziehen. Die Wahlmöglichkeiten zu erkennen, ist weise.

Dazu hatte ich auch ein prägnantes Schlüsselerlebnis während einer strengen Zen-Schulung. Eines Tages sprach unsere damalige Zen-Meisterin Kôun-An Dôru Chicô Rôshi (Brigitte D´Ortschy) inspiriert über das Thema der Meditation. Mir ging ein gewaltiges Licht auf, als sie sagte:

Das Wesentliche ist gar nicht mal der Meditationsinhalt, auf den wir uns sammeln. Der menschliche Geist ist immer in Bewegung und erzeugt Bilder und Gefühle. Das Wesentliche ist die fortwährende Rückkehr zum Meditationsinhalt. Das nennt man Sammlung des Geistes.

Auf unseren Alltag übertragen heißt das: Dass ist die innere Stimme des Höheren Selbst; manchmal hören wir auf sie, aber oft auch nicht. Wir driften ab und handeln gegen sie. Das Wesentliche im Leben ist, sich der inneren Stimme wieder zu erinnern und zum Heilsamen zurück zu kehren. Das ist einfach, aber nicht leicht.

Wer krank geworden ist, muss sich das einmal klar machen. Dann gibt es auch Hoffnung und Zuversicht bis zum letzten Atemzug. Heilung ist Erinnerung an die eigene Erkenntnis, was für einen heilsam ist. Mehr nicht. Von außen können nur Impulse kommen, die jedoch von einem selbst umgesetzt werden müssen. Die Reihenfolge ist: Impuls – Einsicht – Tat. Vom Impuls gleich in die Tat zu gehen, ist nicht ratsam. Man handelt, ohne zu denken und das Gedachte zu fühlen. Die Impulse verglimmen wie ein Strohfeuer. Wie immer ist es die Mitte. Ich werde Ihnen die elegante Methode vermitteln, wie man seine Einsicht fördern kann, ohne erhobenen Zeigefinger, ohne Vorschrift, ohne Verbote. Das Codewort heißt „Lust". Ja, Sie haben richtig gelesen. Sprechen Sie mal mit vernehmlicher Stimme dieses magische Wort: Lust, Lust, Lust. Wie klingt das? Komisch, nicht wahr? Was Sie sagen und dabei fühlen, bildet noch keine Einheit. Dazwischen fehlt eben die Einsicht. Sie werden sehen, wenn Sie die Tests dieses Buches immer mal wieder durchführen, dass die Einsicht wie eine Blüte aufgeht, weil Sie Lust empfinden, etwas zu tun, was Sie schon immer tun wollten, denn die Lust legt den inneren Schweinehund schlafen. Sie steigen sozusagen über ihn ins Freie; dazu mobilisieren Sie Überwindungsenergie. Lust und Überwindungsenergie sind Geschwister. Was glauben Sie, wie Sie in Ihrem Heilungsprozess vorankommen?!

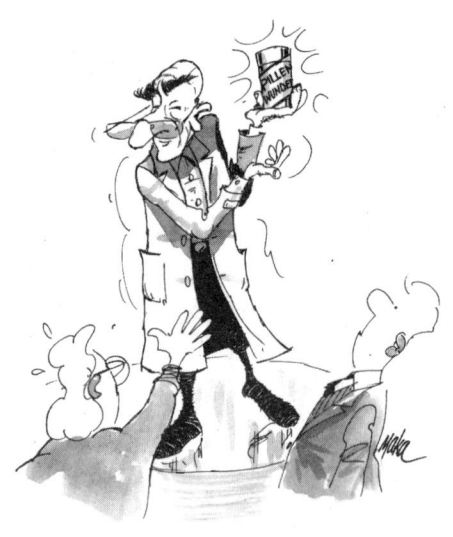

Kein X für ein U

Das ist ein alter Ausspruch aus den Frühtagen der Druckkunst. Jemandem ein X für ein U verkaufen bedeutet, ich will eigentlich ein U kaufen, aber der Verkäufer belabert mich so lange, bis meine Sinne benebelt sind und ich meine, das X sieht genau so wie ein U (früher: v) aus. Also kauf ich's.

Die X-Verkäufer bauen auf meiner Nachgiebigkeit und Dummheit ihr Geschäft auf. Sie haben zu viele Xe auf Halde liegen und wollen sie loswerden. Da das X mit ein bisschen Fantasie oben rum immer noch dem U ähnlicher sieht als jedem anderen Buchstaben, müssen sie redegewandte Verkäufer werden. Sie scharen möglicherweise viele X-Anhänger um sich, so dass die U-Leute immer mehr an sich zweifeln oder resigniert sagen: Naja, so schlecht sieht das X nun auch nicht aus. Es ist ja fast ein U oben rum. Man muss nur ein bisschen das X zurechtquetschen, dann geht es für als ein U durch.

Ich habe mich in meinem Leben schon früh dafür entschieden, nicht auf das zu hören, was die Masse der X-Verkäufer sagt, sondern meinem Qualitätsgefühl zu trauen. Damit bin ich gut gefahren. Natürlich bin ich auch ein paar Täuschungen erlegen, aber in der Regel war ich gut beraten, auf meine innere Stimme zu hören und viele verlockende Vortäuschen zu durchschauen. Wenn man nicht so ohne weiteres mit Massenmeinungen und Massenverhalten konform geht, wird man schnell als „Querdenker" und „Störenfried" abgestempelt. Wie jeder andere Mensch habe ich mich unzählige Male gefragt: Was ist eigentlich normal? Was ist die Regel, was die Ausnahme von der Regel? Im Dschungel von Meinungsmache, Massenbewegung und Massenbewusstsein seinen eigenen geistigen Standort zu bestimmen und zu erhalten, ist gar nicht so einfach. Ich traue es mir jedoch zu, für mich eine Entscheidung zu treffen, was ich für wert und echt erachte und was nicht. Es ist fair, Ihnen gegenüber einen klaren Standpunkt einzunehmen, sonst nützt der ganze Selbsttest nichts. Ich möchte im Folgenden ein paar Standpunkte nennen, die ich mit ganzem Herzen vertrete und viel Heilsames bewegt haben, in mir und in anderen:

Was wir heute „Alternativmedizin" nennen, ist die ursprüngliche Heilkunst, nämlich die Ganzheitliche Medizin. Sie betrachtet den ganzen Menschen und verfügt über ein riesiges Angebot an Arzneien und Heilmethoden. Die Schulmedizin ist die Alternative zur Ganzheitsmedizin, denn sie ist auf Diagnose, Reparatur und Akuthilfe ausgerichtet, nicht auf Heilung. Sie ist zwar gigantisch aufgebauscht durch Laborwerte und Apparate, Fachrichtungen und Milliarden von Forschungsgeldern für Tests an Labortieren, aber sie ist nur ein Teil der Ganzheitsmedizin, die ihre Stärke in der Diagnose hat. Im Laufe der letzten 100 Jahre wurde die Wertigkeit mehr und mehr verdreht und das riesige Feld der traditionellen und neuen Ganzheitsmedizin dem kleinen Wesensteil der Apparate- und Pharmamedizin untergeordnet.

Arzneien der Schulmedizin sind ausgezeichnete Helfer in der Not. Nimmt man sie aber über längere Zeit bei chronischen Krankheiten, bewirken sie Unterdrückungen der natürlichen Körperventile und erzeugen Nebenwirkungen. Diese Nebenwirkungen besagen im Grunde: Neben der eigentlichen Krankheit bekommt man so nebenbei auch noch ein paar neue Schäden, Schwächen und Krankheiten. Von Heilung, also einer positiven Wandlung auf allen Seinsebenen kann keine Rede sein. Die Regel sind natürliche Arzneien und Heilweisen, die Ausnahme sind Akutmittel und Akutmaßnahmen der Schulmedizin.

Eine Operation = Öffnung des Leibes ist von der Natur nicht vorgesehen. Sie zerstört etwas. Die Regel ist die Unversehrtheit des Körpers. Die Ausnahme ist die chirurgische Akuthilfe. So gesehen gibt es auch keine Schönheitschirurgie. Da wird ein X für ein U verkauft. Die Natur des Organismus lässt sich nicht täuschen. Äußere Verletzungen – ob gewollt oder nicht – wirken nach innen und verstärken die Krankheitsbereitschaft eines Menschen. Operationen sind keine Heilung, sondern eine Reparatur. Reparaturen hinterlassen Spuren = Narben in Körper, Geist und Seele. Gleichwohl gilt es, dankbar für die Errungenschaften der Chirurgie zu sein, denn sie können Leben retten.

Symptom weg = Heilung. Diese primitive Wunderformel nähren wir unentwegt. Ist die Fassade glatt, schauen wir nicht, wie es dahinter aussieht. Was unschön ist, muss weggemacht werden. Das gilt besonders für Krebs. Durch eine hysterisch-panische Haltung zu Krebserkrankungen werden unzählige Tumore voreilig weg geschnitten, mit denen man alt werden könnte. Doch die Biopsie, der gierige Blick in den Tumor, löst den Ärger im Tumor aus, denn er wird unsanft aus seinem Schlaf geweckt, so dass er sich verärgert zum Krebs wandelt. Der Tumor, der einfach weg geschnitten wird, ist verärgert und sagt zum Organismus: „Hey, erinnere dich, in jeder Zelle ist Bewusstsein! Ich bin noch da, auch wenn ich nicht mehr zu sehen bin". So kommen neue Tumore, die man wieder weg schneidet, bis es nichts mehr weg zu schneiden gibt und der Inhaber der Tumore stirbt.

In der Ganzheitsmedizin gibt es keine Stigmatisierung und Programmierung des Patienten durch Prognosen. Die Prognose ist eine zerstörerische Komponente, die wie ein Virus in die Heilkunst eingedrungen ist. Da spielt jemand Gott und erhebt der Anspruch, Herrscher über Leben und Tod zu sein. Es werden sogar Statistiken geführt, um ein Entrinnen aus der Prognose unmöglich zu machen. Keine Diagnose lässt einen Menschen so sehr verzweifeln und in den Abgrund der Todesangst stürzen wie Krebs. Das ist „hausgemacht", aber seit 150 Jahren immer intensiver ins Bewusstsein gedrungen, so dass kaum noch jemand gelassen reagiert, wenn es um Krebs geht. Wer mit Krebspatienten arbeitet, weiß, dass die meisten an der Fixierung auf die Diagnose und Prognose sterben und wie Herdentiere in die Todesangst getrieben werden. Mit einem Tumor kann man alt werden, mit Todesangst nicht.

Die sieben Sachen für den Test

1. dieses Buch
2. Ehrlichkeit mit sich selbst
3. dern Wunsch, gesund zu werden
4. dern Wunsch, die Krankheit loszulassen
5. dern Wunsch, etwas in Ihrem Leben zu optimieren
6. dern Wunsch, sich zu freuen
7. Humor

Wenn Sie das Buch durchgeblättert haben, stellen Sie fest, dass es Fragen zu beantworten gibt. Nun ist es nicht damit getan, einmal den Test durchzuführen. Heilwerden oder anders gesagt: das Tal des Leidens zu verlassen ist ein schrittweiser Prozess, bei dem wir beliebig oft innehalten können, um uns zu orientieren. Wie bei den vielen Patienten, die den Test schon ausgeführt haben, bewährt es sich, ihn alle 2 – 3 Wochen neu zu erstellen. Selbstverständlich können Sie ihn auch einmal pro Woche, von mir aus auch jeden Tag durchführen. Immer verändert sich etwas zum Guten und Besseren und wächst die Lust und damit die Überwindungsenergie, genau das zu verwirklichen, was Sie vom ersten Augenblick an immer schon wussten.
Wie geht nun der Test?
Es gibt 12 Kapitel oder Fragenkomplexe in der alphabetischen Reihenfolge: A, E, I, G, H, J, L, N, R, U, U, Z. Diese Buchstaben ergeben den Leitsatz dieses Buches. Ich verrate ihn nicht, Sie dürfen ihn selber finden. Jeder Buchstabe   steht für ein bestimmtes Thema:

A: wie *Anfang*. Ich fange an, mich zu verändern und mich meiner Heilung hinzugeben.

E: wie *Einsicht*. Ich bin einsichtig geworden und sage Ja zu etwas Bestimmtem.

I: wie *Idee*. Ich habe eine Idee und probier sie mal aus.

G: wie *Glücklichsein*. Ich erlebe ein Glücksgefühl, wenn ich etwas in die Tat umgesetzt habe.

H: wie *Heilung*. Ich erlebe, wie sich mein Denken, Fühlen und Handeln ändern.

J: wie *Ja*. Ich sage Ja zum Leben und zu dem Platz, an den ich in meinem Leben gestellt bin.

L: wie **Logisch**. Ich habe einen logischen Zusammenhang im Heilwerden erkannt.

N: wie *Natürlich*. Ich vertraue den Naturgesetzen meines Organismus, damit es mir besser geht.

R: wie *Rhythmus*. Ich gebe mich in den Rhythmus der Jahreszeiten ein, damit ich heil und ganz werde.

U: wie *Ursache*. Ich erkenne die Ursache für meine Erkrankung und vertraue auf meine Heilung.

U: wie *Urvertrauen*. Ich vertraue zuerst mir und dann den Anderen.

Z: wie *Zeit*. Ich erschaffe mir meine Zeit.

Neben jeder Frage stehen 5 Skalenpunkte, die Sie wählen können, wenn Sie eine Frage beantworten. Da Sie niemandem Rechenschaft ablegen müssen, dürfen Sie ehrlich zu sich sein. Sie sind Ihr eigener Abenteurer auf dem Weg zur Heilung. Es gibt nicht Richtig und Falsch, nicht DIE Lösung, die EINE WAHRHEIT. Es geht darum, den Grad zu erkennen, wie heil und ganz Sie sich schon fühlen und wie krank Sie noch sind.

Die von Ihnen gewählte Zahl soll den Grad ausdrücken, wie stark oder schwach Sie sich mit einem Thema identifizieren können.

5 = Ja, das trifft den Nagel auf den Kopf.

4 = Ja, das stimmt zum größten Teil, meistens ist das so.

3 = Das ist mal so, mal so, ich kann mich schlecht entscheiden.

2 = Das ist eher selten der Fall.

1 = Das trifft nicht zu, es kommt so gut wie nie vor.

Schreiben Sie die von Ihnen gewählte Zahl auf ein separates Blatt. Sie können entweder jedes Kapitel einzeln testen und hier die Wahl treffen, welches Thema oder welche Themen Sie im Moment für besonders wichtig halten (Jeder kennt sich und seine Schwächen und Stärken ja am besten!) Oder Sie können den ganzen Fragenkatalog durchforsten.

Wenn Sie alle Fragen spontan beantwortet haben, addieren Sie die Zahlenpunkte und erhalten so eine Summe, die Sie sich mal notieren. Dann lesen Sie meine Erfahrungen und Gedanken zu jeder Kategorie und spüren, was sie mit Ihnen machen, ob sich etwas in Ihrem Denken, Fühlen und Handeln ändert. Danach mögen Sie vielleicht noch mal die Fragen beantworten und schauen, ob sich eine andere Summe ergeben hat. Zu den jeweiligen Zahlenergebnissen gebe ich Ihnen meine Auswertung.

Bewahren Sie im Bewusstsein: Mir geht es um Ihre Erkenntnis, denn daraus folgt Ihr Bewusstseinswandel. Ich möchte Sie dazu ermuntern, das zu tun, was für Sie richtig ist und in Ihre Eigenverantwortung zu gehen. Mir ist es lieber, dass Sie nichts tun, weil irgendjemand sagt, das sei gut oder etwas lassen, weil jemand sagt, das sei schlecht. Weg vom Schwarzweiß-Denken!
Wenn Sie den Test ein paar Male durchgeführt haben, gehen Ihnen viele Lichter auf und Sie werden sich besser fühlen. Ich versichere Ihnen, dass ich den Test selber immer wieder durchführe und zu erstaunlichen Erkenntnissen in meinem Leben komme.

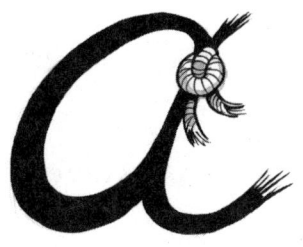

Fragenkomplex zum „Anfang"

1. Finde ich, aller Anfang ist schwer? ① ② ③ ④ ⑤

2. Packe ich den Stier lieber bei den Hörnern und fange sofort an, im Leben etwas zu ändern?
① ② ③ ④ ⑤

3. Finde ich es schwierig, mit einer ganzheitlichen Behandlung anzufangen, weil die Meinung der Schulmedizin dagegen ist?
① ② ③ ④ ⑤

4. Brauche ich Sicherheit, darum mache ich darum erst eine Chemo- und Strahlentherapie und danach etwas Alternatives?
① ② ③ ④ ⑤

5. Egal, was die Schulmediziner dazu meinen, vertraue ich in eine ganzheitliche Behandlung? ① ② ③ ④ ⑤

6. Ist mir klar, dass eine klinische Diagnose für eine ganzheitliche Behandlung hilfreich ist? ① ② ③ ④ ⑤

7. Bin ich fixiert auf klinische Diagnosen und Laborergebnisse?
① ② ③ ④ ⑤

8. Möchte ich am Anfang das Wesen einer ganzheitlichen Behandlung verstehen? ① ② ③ ④ ⑤

9. Erwarte ich am Anfang schnelle Erfolge im ganzheitlichen Heilungsprozess? ① ② ③ ④ ⑤

10. Wenn Symptome verschwinden, reicht mir das als Zeichen für Heilung? ① ② ③ ④ ⑤

11. Will ich mich nicht gleich in eine ganzheitliche Behandlung begeben, weil vielleicht alles nur noch schlimmer wird? ① ② ③ ④ ⑤

12. Will ich am Anfang einer ganzheitlichen Therapie erst mal psychisch in Ruhe gelassen werden? ① ② ③ ④ ⑤

13. Brauche ich am Anfang ein „Aha-Erlebnis"? ① ② ③ ④ ⑤

14. Ist es mir wichtig, dass ich mich mit positiv denkenden Menschen umgebe? ① ② ③ ④ ⑤

15. Brauche ich schon am Anfang ein Gefühl von Leichtigkeit? ① ② ③ ④ ⑤

16. Brauche ich etwas, das mich heiter stimmt (Kabarett, lustige Filme, Komödie, Operette, Natur, Tiere usw.)? ① ② ③ ④ ⑤

17. Fange ich vieles an und bringe es nicht zu Ende? ① ② ③ ④ ⑤

18. Fehlt mir die Durchhaltekraft? ① ② ③ ④ ⑤

19. Freue ich mich, jetzt endlich in meinen Heilungsprozess einzusteigen? ① ② ③ ④ ⑤

20. Traue ich mich gar nicht erst anzufangen, weil ich nicht weiß, wie es wird? ① ② ③ ④ ⑤

21. Glaube ich daran, dass mir jeder Tag die Chance eines Neuanfangs bietet? ① ② ③ ④ ⑤

22. Habe ich am Anfang immer gute Vorsätze und verlässt mich dann der Ehrgeiz/die Disziplin? ① ② ③ ④ ⑤

23. Begreife ich wirklich, dass von Anfang an Disziplin für die Heilung notwendig ist? ① ② ③ ④ ⑤

24. Bin ich so: Was ich anfange, bringe ich auch zu Ende? ① ② ③ ④ ⑤

80–90 Punkte

Sie zögern – ob dies oder jenes wohl richtig ist? Halb zieht es Sie zu etwas hin, halb von etwas weg. Das verbraucht viel mehr Energie, als wenn Sie sich (endlich) mal entscheiden. Es ist schon recht, keine Schnellschüsse loszulassen, aber es wird Zeit, dass Sie Ja zu Ihrer Heilung sagen und begreifen, dass VORNE die Lösung ist. Schauen Sie nicht so oft nach hinten, Sie leben jetzt.

70–80 Punkte

In Ihnen lauert der Zweifel. Sie möchten am liebsten alles unter Kontrolle haben. Aber so funktioniert das Leben nicht. Der ständige Zweifel nagt an der Lebenskraft. Ihr positives Potenzial ist, dass Sie selbstkritisch sind und sich nichts vormachen wollen. Das ist gut so! Man kann Ihnen auch nicht so schnell etwas „verkaufen", sie haben eine gute Intuition und gute Instinkte. Dieses Potenzial wird nur zu häufig mit negativen Vorzeichen besetzt. Vertrauen Sie Ihrer Intuition und zweifeln Sie nicht an sich, dann hören sie Sie auch auf, an allem und jedem zu zweifeln.

65–70 Punkte

Sie zeigen Entschlusskraft und sagen einfach mal Ja zu Ihrer Heilung, ohne Hintertürchen „Und was ist, wenn das nicht funktioniert?" Es ist mutig, sich in der Heilung auf etwas einzulassen, ohne Wenn und Aber. Das setzt enorme Selbstheilungskräfte frei. Damit ist ein Anfang gemacht. Nun heißt es, keinen Rückzieher zu machen, sondern die Eigenverantwortung zu übernehmen. Sie haben ein Ziel vor Augen. Gehen Sie mutig,, Schritt für Schritt, darauf zu.

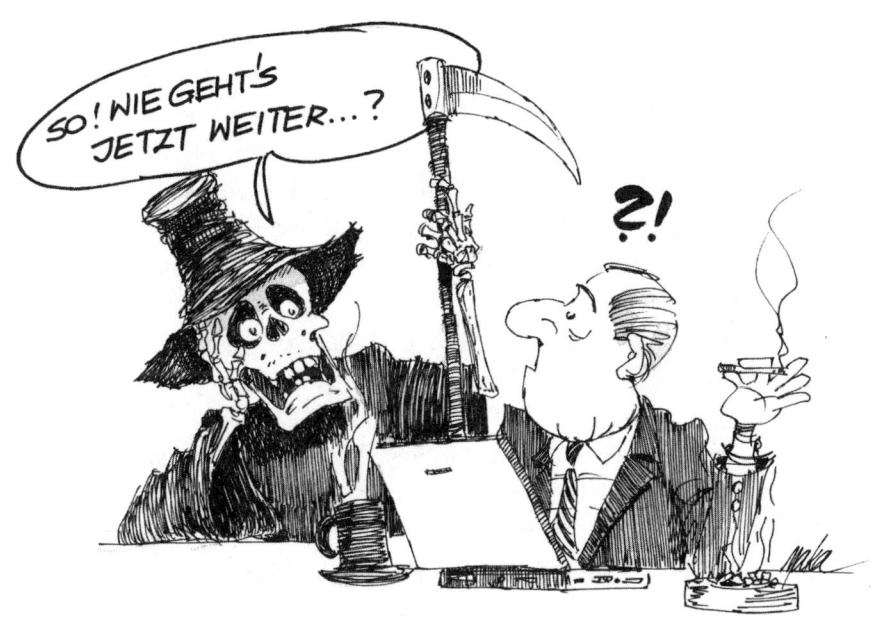

Der Anfang – das Ja zu dem, was ist.

Eigentlich besteht das Leben aus lauter Anfängen, oder? Ich finde das sehr tröstlich. Solange wir inkarniert sind, leben wir in Raum und Zeit. Deshalb gibt es eine Geburt in diese Realität hinein, dann folgen Jugend und Alter und dann lassen wir den „alten Wintermantel", unseren Körper, los und gehen in das Große Ganze ein. Für eine unbestimmte Weile brauchen wir dann weder Körper, noch Zeit, noch Raum, noch Krankheit und sind reine Energie, ja, reine Lebens-Energie, denn das LEBEN bleibt immer erhalten, ob wir gerade einen „Mantel" tragen oder nicht.   Die längste Zeit im Sein sind wir körperlos, wenn wir das in irdischen Maßstäben messen wollten. Die Zeit, in der wir einen Körper haben – oder haben wir ihn eher geliehen bekommen? – hat zwar dank unseres fortschrittlichen

Lebensstandards eine längere Spanne gewonnen. Aber gemessen an Zeiträumen in der Natur und im Kosmos ist die menschliche Lebensspanne ein winziger Augenblick. Sie ist einer der schönsten Augenblicke im kosmischen Geschehen, finde ich! Sich als Teil dieses wundersamen Kreislaufs zu erkennen, mal mit, mal ohne Körper, hat etwas zutiefst Tröstliches, weil die Natur keine sinnlosen Dinge tut. Wenn ich es in diesem Leben nicht schaffe, auf mich zu hören, mich zu verwirklichen, meine Bedürfnisse auszudrücken oder ein positiv denkender Mensch zu werden, dann bekomme ich in der nächsten Inkarnationsrunde eine neue Chance.

Sie denken sicher, die hat das Thema verfehlt. Oben steht doch was von Anfang, wozu dann das Gerede vom Ende?

Wer schon mal krank war und wieder heil und ganz geworden ist, hat etwas zutiefst Mystisches erlebt: Das ist wie eine Geburt in ein neues Sein. Das Ende einer Krankheit ist der Auftakt zu einem neuen Anfang. Wir sind geläutert, guten Mutes und geloben, die neue Chance zu nutzen, ein besserer Mensch zu werden – vor allem im Hinblick auf uns selbst! Ja, so ist das. Wir meinen, solange wir krank sind, wir hätten nach außen betrachtet etwas falsch gemacht, wir wären nicht nett genug zu den Mitmenschen gewesen oder hätten Erwartungen von Eltern, Kindern oder Kollegen nicht erfüllt.

W e i t gefehlt! Erst wenn man am Ende eines Heilungsprozesses angekommen ist, begreift man mit Freude und Dankbarkeit: Ja, jetzt hab ich´s begriffen. Ich werde mehr auf meine innere Stimme hören, auf meine körperlichen, emotionalen und mentalen Bedürfnisse achten.

Wissen Sie, was Sie dafür geschenkt kriegen? Einen neuen Körper, genauer, einen neuen Energiekörper, nämlich einen spirituellen. Ja, das ist der wahre Grund, warum wir uns scheinbar so anstrengen, möglichst heftig krank zu werden, lauter Blödsinn anzustellen, die innere Stimme zu knebeln und in den Abgrund in Richtung Hölle zu starren. Wir suchen nach dem Sinn des Lebens, warum wir gerade jetzt leben, diese Eltern haben, diesen Berufsweg eingeschlagen, diese Kinder bekommen haben und warum wir sterben müssen. Wir ahnen das eine oder andere, aber wir suchen nach ERFAHRUNG, wir wollen es hautnah erleben und es soll Phillips Hellste aufleuchten. Warum wir Menschen dafür meistens den Weg einer Krankheit suchen, weiß ich nicht. Aber ich weiß aus eigener Erfahrung, dass ich nach überstandener Krankheit reifer, dankbarer und einsichtiger geworden bin. Ich liebe dieses Gefühl, dass ich eine Chance habe, das eine oder andere jetzt anders zu sehen oder zu tun, ohne krank zu sein.

So geht es jedem von uns. Nach dem Chaos wollen wir einen Anfang spüren, dass ab jetzt alles besser wird. War die Krankheit Richtung Alarmstufe 10, geloben wir, mal den etwas einfacheren Weg zu gehen und ein paar Takte früher auf die besagte Stimme des Höheren Selbst zu hören. Egal, wo Sie jetzt stehen in ihrem Prozess der Gesundwerdung, Sie können in diesem Augenblick anfangen, anders zu denken, anders zu fühlen und anders zu handeln.

Das ist ganz einfach, aber nicht leicht!

Wenn zu mir in die Praxis Menschen kommen, die richtig schwer chronisch krank sind, höre ich immer dasselbe: „Ich tue alles, ich bin zu allem bereit. Ich will wirklich wieder gesund werden!" Daraus spricht die nackte Angst vor dem Tod. Das ist völlig normal. Wie ernst das jemand meint, wird schnell klar, wenn der oder die Kranke merkt, dass Heilung mit Veränderung alter Denke-, Fühl- und Verhaltensgewohnheiten zu tun hat. Da steht auf dem Behandlungsplan eine bestimmte Heilernährung, da sind Versöhnungsübungen angesagt, da reagiert der Organismus heftig, weil alte Krusten und Unterdrückungen aufbrechen, da muss manch einer noch mal kurz einen Abstecher in die Hölle der Gefühle machen, die jahrelang nicht sein durften.

„Oh, so habe ich mir Heilung aber nicht vorgestellt. Ich dachte, Sie geben mir ein paar Globuli und die Krankheit geht weg", denken viele Patienten. Jetzt wird es ruhiger mit dem lauten Getön von: „Ich tue alles, ich bin zu allem bereit!" Dass Heilung mit Disziplin verwandt ist und dass nichts so schwer ist, wie alte Gewohnheiten aufzugeben, daran denkt man nicht, wenn Schmerzen den Körper plagen oder Laborwerte bedenkliche Verhaltensweisen der Blutkörperchen aufweisen. Man will unbedingt die Krankheit loswerden, die Symptome sollen verschwinden. Aber, nun frage ich Sie: Wo sollen denn die Symptome hin verschwinden? Gibt es eine zentrale kosmische Mülldeponie, wohin alle kranken Symptome dieser Welt auf Halde geladen werden?

In der ganzheitlichen Medizin fragen wir, wohin die Symptome gehen, wenn sie verschwinden. In der konventionellen Medizin der „Anti-s" macht man sich darüber keine Gedanken, Hauptssache, die Krankheitssymptome verschwinden von der Fassade des Organismus. Die Anti-s unterdrücken und die Krankheit sagt: „Bin doch nicht blöd!" und sucht sich neue Verstecke, wenn sie nicht den wichtigsten Auftrag eines intelligenten Menschen bekommt: **Bitte verwandle dich.** Ja, das ist eines der Lebensgeheimnisse. Das große Universum wie das kleine Universum Mensch verliert nichts. Es verschwindet nichts, es geht nichts irgendwohin oder von A nach B. Es gibt nur steten Wandel – zum Guten und zum Schlechten. Sie haben es schon mehrfach gehört: Heilung ist Wandlung. Das heißt nun ganz präzise: Jedes Krankheitssymptom trägt in sich Verwandlungspotenzial. Sie entscheiden durch Ihr Denken, Fühlen und Handeln, in was sich der Kopfschmerz, der Tumor, das Gelenkrheuma, der Knochenbruch, die Depression verwandeln darf. Sehen Sie, das hätten Sie nicht gedacht, oder?

Sie haben die Intelligenz, die Logik darin zu erkennen: Sie haben ja durch Ihr Denken, Fühlen und Handeln den Kopfschmerz, das Rheuma, die Depression oder den Tumor erschaffen und so lange daran rumgebastelt, bis sich auf der Körperebene das zeigt, was Sie jetzt geworden sind, nämlich sterbenskrank. Sie haben das aber auch mit positiven Vorzeichen erlebt, wenn Sie auf das wohlgefällig schauen, was Sie im Leben Schönes, Gutes, Sinnvolles erschaffen haben. Da war auch Ihr Bewusstsein am Werk. So rum oder so rum, immer geht es um Verwandlung und Veränderung, mal in Richtung Krankheit, mal in Richtung Gesundheit. Wie gesagt, ist es gar nicht so einfach, dieses NATURGESETZ zu akzeptieren und die Wahnidee einer kosmischen Symptommüllhalde aufzugeben, wohin Schwiegermütter, unartige Kinder, Rheuma, Tumore oder Kopfschmerzen verschwinden sollen. So primitiv ist Mutter Natur nicht. Es reicht ihr schon, was wir auf ihrem Antlitz in Luft, Wasser und Erde für Müll produzieren. Sie kann warten. Sie weiß, wenn wir wuselnden Menschlein krank werden, erkennen wir den Müll in uns und um uns. Dann müssen wir zwangsläufig ihrem Gesetz der Wandlung folgen – oder eben sterben. Das ist auch ein Neuanfang – mal wieder eine Runde ohne Body.

Ich finde es wunderbar, wenn Kranke das alles begreifen und das Wunder der Wandlung geschieht. Damit das möglich ist, brauche ich einen tiefen Glauben an die Weisheit der Natur in Gestalt dieses menschlichen Organismus. Er weiß alles, ich weiß nur wenig im Vergleich dazu. Also gehe ich täglich immer wieder neu zu ihm in die Lehre. Was ich auch noch brauche, sind stählerne Nerven, wenn das Ego der Kranken zunächst uneinsichtig ist und noch die besagte Vorstellung von der Symptommüllhalde hat.

Fassen wir also zusammen:
Heilung ist der Prozess der Veränderung, Wandlung und Disziplin, das zu denken, fühlen und zu tun, was neu und ungewohnt ist. Sie lassen sich in der Tat auf ein Abenteuer ein. Was war, wissen Sie, was das Neue in Ihnen bewegt und bewirkt, wissen Sie noch nicht. Tja, das ist die Hürde, die Ihnen kein seriöser Heiler und Therapeut ersparen kann. WIE die Reise in die Heilung verläuft, weiß ich auch nicht. Ich ahne zwar vieles, weil ich mir Ihre Potenziale anschaue und Ihnen deshalb eine Menge Arbeit zutraue. Aber ich kann keine Prognose stellen, denn die liegt in Gottes Hand. Wer unter den Therapeuten eine Prognose stellt, will Gott spielen und versündigt

sich am Menschen. Niemand weiß, wann jemand stirbt, wie ein Heilungsverlauf sein wird. Es mag Ahnungen aufgrund von Erfahrungen geben, aber die behält man besser für sich, damit der Kranke frei und ohne Programmierung seinen Weg gehen kann. Fräulein Statistik und ihre düstere Schwester, die Prognose, sind eine Illusion, eine Erfindung ratloser und machthungriger Therapeuten. Einen Patienten platt zu machen mit einer Prognose oder statistischen Behauptung hat mit Heilung gar nichts zu tun. Besonders absurd geht es da in der Krebstherapie zu. Wie oft kommen Patienten in meine Praxis und sagen: „Man hat mir in der Klinik gesagt, ich habe höchstens noch zwei Monate zu leben, wenn sie nich die Chemo machen" oder „Ich gebe Ihnen mit dem Befund noch zwei Jahre". Die das sagen, spotten über Hellseher. Die das sagen, wissen selber nicht, ob sie in zwei Monaten oder zwei Jahren noch leben.

Es reicht, wenn wir eine vernünftige = ganzheitliche Diagnose zustande bringen und dann den Fokus auf das Wesentliche richten, auf den Heilungsprozess mit möglichst vielen Anregungen, wie man jemanden ermuntert, anders zu denken, zu fühlen und zu handeln. Damit sind wir voll und ganz ausgelastet. Alles andere überlassen wir mal der Mutter Natur und der Schöpferkraft.

Denken Sie mal über alles das, was ich hier geschrieben habe, gründlich nach. Dann fangen Sie an, den ersten Schritt in Richtung Heilung zu gehen. Ich wünsche Ihnen, dass Ihnen das folgende Fallbeispiel Mut dazu macht.

Der Anfang – erste Schritte in die Heilung

Eine erst 30 Jahre alte Patientin ist völlig verzweifelt, weil sie die Diagnose Dickdarmkarzinom bekam, nachdem sie gerade ihr erstes Kind geboren hatte. Wie nicht anders in den meisten onkologischen Abteilungen zu erwarten, erhielt sie zur Diagnose auch noch die niederschmetternde Prognose: Wenn Sie sich jetzt nicht sofort operieren lassen, dann Chemo- und Strahlentherapie durchführen, leben Sie höchstens noch 3 Monate. Was für eine furchtbare Situation! Krebs und hysterisches Verhalten gehören leider wie siamesische Zwillinge zusammen. Die Patientin ist gottseidank Gott sei Dank eine starke Persönlichkeit. Nach diesem Tohuwabohu suchte sie als erstes nach einer Alternative.

Merken Sie sich bitte: Alternative heißt nicht, „Ersatz" für etwas, sondern „das Andere". Die Alternativmedizin ist der andere Weg. Was der eine und der andere Weg sind, wechselt wie die Mode. Jahrtausende lang war die ganzheitliche Behandlung kranker Menschen die Regel und der alternative Weg, Symptome mit drastischen Methoden weg zu machen. Seit knapp 200 Jahren haben wir die Werte mal umgekehrt, weil damit mehr Geld zu verdienen ist. Das Wegmachen von Symptomen ist die Regel geworden und das uralte Heilungsprinzip gilt momentan als Alternative. Das ist der eigentliche Wahnsinn. Also, die Patientin suchte das, was das eigentlich Normale ist, nämlich eine ganzheitliche Behandlung. Als sie anrief, bat ich sie, zunächst noch einmal eine andere medizinische Diagnose einzuholen und verwies sie an einen Onkologen, der anders denkt, fühlt und handelt. Dort erfuhr sie, dass eine Operation durchaus sinnvoll wäre, aber – und das war einfach wunderbar gesagt von diesem Arzt – sie möge erst in eine bessere Gemütsverfassung kommen, damit die Operation ohne Komplikationen verlaufe. Was war geschehen? Plötzlich war das Wichtigste für die Krankheit Krebs geschehen: es war Zeit geschaffen!

Die Patientin kam in meine Praxis und ich behandelte sie homöopathisch mit im Hinblick auf die bevorstehende Operation. Die Chirurgie ist auf einem fabelhaften Niveau. Sie heilt nicht, aber sie repariert ausgezeichnet. Die meisten Chirurgen, die ich kennen gelernt habe, sind enorm sensitiv begabt. Ihre Hände werden von Geisthelfern geführt. Das glauben sie nicht, aber ich erkenne es und deshalb schätze und würdige ich die Arbeit von Chirurgen. Hier war eine Operation notwendig. Die Dame bekam Arnika und Ledum als homöopathische Vorbereitung und nach der völlig unkompliziert verlaufenen Operation, die allerdings vorerst einen künstlichen Darmausgang notwendig machte, Arnika und Hypericum. Wir begannen mit meiner bewährten ganzheitlichen Therapie, die zunächst darauf abzielte, den Organismus umzustimmen, indem die kranke Wurzel des Darmkrebses mit Carcinosinum behandelt wurde. Die Einbettung der Operation in eine homöopathische Behandlung und die Zuversicht, dass die Ursache der Krankheit behandelbar ist, regte die Selbstheilungskräfte der Patientin enorm an. Sie machte gewissenhaft alles, was nun mal notwendig ist: Entsäuerung, Nahrungsumstellung, Bluttherapie, damit die Zellatmung wieder funktioniert, miasmatische Mittel[1] und Versöhnungsübungen. Nach sieben Wochen kam sie wieder in die Praxis, sprühend vor Energie, Lebenslust und Zuversicht. Die wichtigste Erkenntnis war: Meine Todessehnsucht hat sich in Lebensenergie verwandelt. Was für eine Erkenntnis eines jungen Menschen! Der erste Schritt war getan, die weiteren Schritte folgen der neuen Lebensenergie. Wenn ich solch einen Heilungsschub am Anfang erlebe, setze ich mich hin, danke dem Hahnemann für seine Homöopathie und dem lieben Gott, dass er mich mit Geduld, guten Nerven und Kreativität gesegnet hat. Es ist tatsächlich so: am Anfang entscheidet sich alles für die Zukunft. Bei dieser Patientin verläuft alles ganz leicht, weil sie eine enorme Dynamik entwickelt hat: Glaube an ihre Selbstheilungskraft und die Erkenntnis, dass sie selbst sich ändern muss, damit sich im Außen alles ändert. Ihre Erkenntnis, dass sie sich ihr Leben lang für die alkoholsüchtige Mama geschämt hat, war nicht einfach. Dass lieber sie selbst schwer krank geworden ist, um nur ja nicht der Mama zu sagen: „Ich hasse dich für deinen Alkoholismus. Du machst alles in unserer Familie kaputt!" Man darf doch nicht der Mutter die Meinung sagen, wenn man als Kind von ihr abhängig ist. Und dann der Papa. Der ist immer lieb und nett, aber er sagt nichts zur Mama. Er nimmt es hin, dass sie säuft. Er hat nicht den Mumm, das Problem anzuschauen und seine Frau in eine Behandlung zu schicken. Er erträgt alles und seine Tochter trägt es für beide Eltern. Das ist keine Übertreibung meinerseits, das ist die Tragödie bei Lichte nüchtern betrachtet, was beispielsweise bei dieser Patientin hinter dem Darmkrebs stand. Sie wurde groß in dem Bewusstsein, schuld an dem Leid ihrer Mutter zu sein, weil sie sich als Kind und Jugendliche ohnmächtig fühlte. Also trug sie das Leid, tapfer, freundlich, angepasst und vergrub ihren Kummer in sich.

Das Universum Mensch verliert nichts. Nun sehen wir, dass es keine Symptomhalde auf Wolke 56 gibt. Alles ist Wandel. Also verwandelt sich das Leiden Schritt für Schritt, bis es eines Tages sichtbar wird. Dann tauchen Körpersymptome auf, die Endstation eines langen Leidensweges im Verborgenen. Das zu durchschauen, ist unsere Pflicht als Heiler und Therapeuten. Nicht, weil der Krebs gerade jetzt entdeckt wird, ist er da. Er war schon lange da, aber versuchte jahrelang durch Anzeichen an das Höhere Selbst zu beamen: „Hey, hier stimmt was nicht in der Zentrale! Bitte ändern, hier im Darm ist Chaos!" Kein Rheuma, kein Tumor, kein Krebs, keine Depression fällt vom Himmel, nur weil man plötzlich das Symptom nachweisen kann. Weil die junge Patientin wenigstens angesichts der tödlichen Diagnose und Prognose wach wurde und auf ihre innere Stimme hörte, konnte sie dankbar und ohne Komplikationen die Operation annehmen und sich zuversichtlich auf eine ganzheitliche Therapie einlassen. Nichts wird in der Ganzheitsmedizin ausgegrenzt. Alles was wir an Heilungs- und Reparaturmethoden als Menschen erfunden haben, dient einem Zweck und hat seinen Sinn. Die Frage ist nur, wann was dran ist.

Die Patientin musste zur klinischen Nachuntersuchung und erlebte – jetzt aber besser gewappnet – das Erschütternde, als der Onkologe sagte: „Ach, Sie sind ja noch am Leben! Was haben Sie denn gemacht? Ach, Homöopathie und so. Ja, wenn man dran glaubt ..."
Kein Dank, kein gutes Wort für die Patientin. Sie lebt dummerweise

noch und hat Fräulein Prognose und Statistik enttäuscht. Ja, so kann es gottseidank gehen. Immerhin hat dieser Onkologe nicht das getan, was ich auch schon hundert Male hörte, nämlich einen Patienten auszuschimpfen, weil er oder sie nicht der Chemo- und Strahlentherapie sofort gefolgt ist. Ich bat die Patientin, auch wieder zu dem anderen Onkologen zu gehen, der sie freudig begrüßte und sagte: „Sehen Sie, Sie sind den besseren Weg gegangen. Ich freue mich, dass es Ihnen so gut geht. Machen Sie weiter!"

Danach setzte ich mich wieder still hin, schaute auf meine guten Geister im Praxisraum und dankte allen klinisch arbeitenden Onkologen, die im Herzen etwas von Heilung begriffen haben.

Gehen Sie zu solchen Onkologen, wenn Sie an einem Krebs erkrankt sind. Es gibt sie. Es hat was mit Resonanz zu tun. Sie finden, was Sie suchen.

Machen Sie aber jetzt zuerst einen Anfang und mobilisieren Sie Überwindungsenergie, indem Sie dem Behandlungskonzept Ihres Therapeuten folgen. Geben Sie sich Ihrem Heilungsprozess hin. Wenn Sie wollen, gehen Sie übermorgen noch mal die Fragen durch. Vielleicht haben Sie schon etwas geändert ….

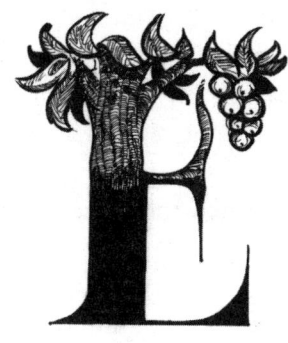# Fragenkomplex zur „Einsicht"

1. Esse ich gerne? ① ② ③ ④ ⑤

2. Habe ich oft keinen Hunger? ① ② ③ ④ ⑤

3. Nehme ich mir Zeit, gut zu kauen? ① ② ③ ④ ⑤

4. Habe ich Angst, das Falsche zu essen? ① ② ③ ④ ⑤

5. Denke ich oft an etwas Anderes beim Essen (Sorgen, Pläne, Termine usw.)? ① ② ③ ④ ⑤

6. Ist Essen für mich eher eine Pflichtübung? ① ② ③ ④ ⑤

7. Halte ich mich an eine basische Ernährung? ① ② ③ ④ ⑤

8. Falle ich immer wieder in alte Essgewohnheiten zurück?
① ② ③ ④ ⑤

9. Habe ich großes Gelüst auf Süßes (Schokolade usw.)?
① ② ③ ④ ⑤

10. Bewege ich mich regelmäßig in der Natur?
① ② ③ ④ ⑤

12. Sitze ich am liebsten zuhause und will mich nicht/wenig bewegen? ① ② ③ ④ ⑤

13. Habe ich mich schon als Kind gerne zurückgezogen und war eine Leseratte? ① ② ③ ④ ⑤

14. Vertraue ich meiner inneren Stimme? ① ② ③ ④ ⑤

12. Höre ich eher auf Andere, was sie zu meiner Behandlung sagen?
① ② ③ ④ ⑤

13. Möchte ich lieber die Meinung mehrerer Therapeuten hören?
① ② ③ ④ ⑤

14. Lebe ich einen Rhythmus von Aktivität und Pause?
① ② ③ ④ ⑤

15. Spüre ich schon lange keinen Lebensrhythmus mehr?
① ② ③ ④ ⑤

16. Weiß ich eigentlich, was ein Lebensrhythmus ist? ① ② ③
④ ⑤

17. Spüre ich mich am ganzen Körper? ① ② ③ ④ ⑤

18. Möchte mich körperlich bewegen und weiß nur nicht, was mir gut täte? ① ② ③ ④ ⑤

19. Bevorzuge ich sanfte, elegante Bewegungen (wie z. B. Tai Chi, Qi Gong, meditatives Tanzen)? ① ② ③ ④ ⑤

20. Mag ich starke rhythmische Bewegungen, damit ich so richtig in Schwung komme? ① ② ③ ④ ⑤

21. Höre ich gerne Entspannungsmusik? ① ② ③ ④ ⑤

22. Höre ich gerne Barockmusik? ① ② ③ ④ ⑤

23. Höre ich gerne Popmusik? ① ② ③ ④ ⑤

24. Höre ich gerne flotte Musik (Schlager, Volksmusik)?
① ② ③ ④ ⑤

70–75 Punkte

Sie sind einsichtig und haben sich entschlossen, jetzt wirklich etwas zu ändern. Sie haben sich genug über sich selber geärgert, dass Sie nicht vorankommen. Schluss mit der Rückfälligkeit in alte Muster! Ja, so geht es hurtig in der Heilung voran. Sie haben auch gemerkt, dass Sie längst wissen, was für sie Sie richtig ist – und tun es ab jetzt auch. Das gibt einen richtigen Energieschub. Alle Türen im Leben stehen offen. Gehen Sie mutig in die Fülle des Lebens.

75–80 Punkte

Es geht hin und her und her und hin und sie kommen einfach nicht in die Gänge. Sie wissen genau, was dran ist, aber lassen sich immer wieder durch die Meinung anderer ablenken. Da schwelt auch noch ein altes Muster: die Angst, etwas falsch zu machen. Sie sind in Ordnung so wie Sie sind. Sie haben die große Gabe des Fühlens. Vertrauen Sie dieser Kraft, sie wird Sie in den sicheren Hafen der

Heilung geleiten.

65–70 Punkte

Sie verschwinden noch hinter einem Schilderwald voller Verbote und Glaubenssätze, was alles gesund ist und krank macht. Ihre Sinne sind zu sehr nach außen gerichtet, daher auch das Zweifeln an sich selbst, ob Sie alles richtig machen oder „schon wieder" etwas falsch. So kann keine Heilung geschehen. Sie haben so gute menschliche Qualitäten, denn in jedem Zweifler steckt ja auch ein Mensch mit Qualitätsgefühl und Charakterstärke. Wenn Sie mehr nach innen schauen auf Ihre Schätze, auf Ihre Gaben, Qualitäten und Fähigkeiten, geht es gut voran. Trauen Sie immer zuerst IHRER Wahrnehmung, dann liegen Sie richtig. Fehler können Sie nicht vermeiden, weil Sie kein Automat sind. Sie machen aber immer weniger Fehler, wenn Sie zuerst auf Ihre innere Stimme achten.

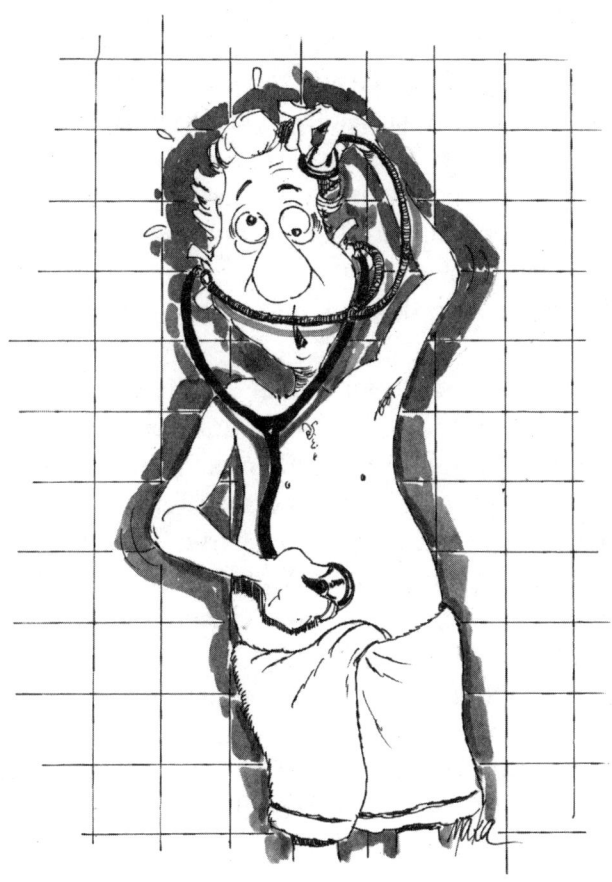

Einsicht – die halbe Miete

Ja, so ist es wirklich, wenn man viele Menschen beobachtet. Ohne Einsicht bewegt sich nichts vorwärts und gibt es keine Entwicklung. Mir kommt das so vor, als trample jemand trotzig auf einer Stelle den Lehm fest und platt. Wenn man einen Lehmboden herstellen will, mag das sinnvoll sein. Aber wenn man gesund bleiben oder werden will, ist Einsicht notwendig. Was ist das eigentlich? Ein-Sicht, die eine Sicht, ist nicht zu verwechseln mit einseitiger Sicht. Die ist nach außen gerichtet. Einsicht ist der Blick nach innen und das Ohr nach innen. Einsicht ist die Zwillingsschwester vom Höheren Selbst. Fragen stellen wir nach außen. Antworten bekommen wir nur, wenn wir nach innen lauschen. Draußen ist nur das, was wir innen durch unser Bewusstsein erschaffen.

Moment mal, haben Sie das nur gelesen oder auch tief im Herzen gespürt?

Draußen ist nur das, was wir innen erschaffen. Ihr Bewusstsein erschafft genau die Realität, die Ihnen draußen begegnet. Noch mal anders: Was von außen auf Sie zukommt, haben Sie in mühevoller Kleinarbeit selber von innen heraus erschaffen.

Oioioioi, sagt da das Ego, das ist aber harter Toback.

Aber Sie haben das schon etliche Male im Leben erlebt. Scheinbar plötzlich begegnen Ihnen andere Menschen, läuft es im Beruf, klappt es mit den Kindern, hört Ihnen Ihre Frau zu, hört Ihr Mann zu, benimmt sich die Schwiegermutter freundlich – oder was auch immer vorher nicht so schön war und sich dann von einer neuen Seite zeigt. Das ist Ihr Werk, und einem Werk geht immer ein Bewusstseinzustand voraus, eine Wandlung, eine Ein-Sicht.

Einsicht ist in der Tat die halbe Heilung, weil durch sie eine Dynamik entsteht. Nehmen wir das Beispiel „Ich höre auf meine körperlichen Bedürfnisse". Hören Sie darauf? Nein, deshalb sind Sie ja krank geworden. Antworten Sie mit „Ja", dann sind Sie im Lot und gesund. Nehmen wir aber den häufigen Fall an, Sie hören nicht auf den Körper, obwohl Sie genau wissen, dass Sie es tun sollten. Sie handeln wider besseres Wissen. Einsicht bedeutet, dass Sie mit dem dummen Spiel des Selbstbetrugs aufhören und sich sagen: Ja, ab heute höre ich auf meinen Körper und gehe mal gleich eine Runde schlafen, weil ich todmüde bin. Der Einsicht folgt der Entschluss und der

Entschluss dynamisiert die Tat. Sie handeln aufgrund von einer Einsicht und das bringt Sie vorwärts. Jeden Tag hören Sie ein wenig mehr auf Ihren Körper. So geht es mit allen Bedürfnissen. Einsicht ist der Impuls zu vielen kleinen Schritten auf das Ziel zu, was das Sie erreichen wollen.

Ich amüsiere mich immer über die Leute, die mit großartiger Geste sagen, sie hätten soeben eine Bestellung zwecks Erfüllung eines Wunsches im Universum abgegeben. Die Idee mit dem Universum hat einem Menschen ein Vermögen gebracht, Bücher zu diesem Thema wurden weltweit zu Bestsellern. Ich gönne die Millionen dem Urheber von Ideen.

Tja, das ist so eine Sache mit dem Universum. Da draußen ist gar keins, es ist drinnen, in Ihnen, in mir, in jedem. Es ist sehr sinnvoll, sich selbst einen Wunsch zu senden und ihn liebevoll im Herzen zu bewegen. Dann wird er wahr, weil er zum Erleben kommt. Ihr Herz überprüft, ob Ihr Ego oder Ihr Höheres Selbst den Wunsch abgeschickt hat. Ihr Höheres Selbst prüft genau, aufgrund welcher Einsicht der Wunsch entstanden ist. Davon hängt es ab, ob Ihre „Bestellung" ankommt und in Erfüllung geht.

Sehen Sie, mit dieser Jahrtausende alten Einsicht, die von jedem erfahren wurde, der oder die sich auf einen spirituellen WEG begab, Meister in lückenloser Genealogie hervorbrachte, kann man keinen Euro verdienen. Mit den paar Sätzen kann man keinen Bestseller landen, aber VIEL HEILUNG BEWIRKEN. Das ist mir wichtiger. In unsere Praxen kommen viele Universum-Besteller, enttäuscht, dass es nicht geklappt hat. Es kommt jetzt nicht der blöde Satz: So einfach ist das nicht, sondern: Es ist doch ganz einfach! Sie brauchen gar nichts kompliziert ins All zu schicken, Sie tragen es doch jederzeit bei sich, in sich, mit sich herum, das ganze Universum.

Kehren wir aus den himmlischen Gefilden des Geistes wieder auf die Erde zurück – übrigens das Gesündeste, was man nach einem Höhenflug tun kann!

Mal ehrlich, eigentlich wissen wir, was uns gut tut. Aber offenbar brauchen wir ab und zu eine Krankheit, um endlich das zu tun, was wir wissen. Ganz schön kompliziert, der Homo sapiens = der Wissende, der nicht weiß, was er will und nicht wirklich weiß, was er weiß. Ich meine natürlich das Wissen jenseits von Erklärungsbedarf. Wir nennen es auch „innere Stimme" oder „Höheres Selbst". Diese höchste Instanz, die 1:1 als Hotline direkt mit der universalen Schöpferkraft verbunden ist, wird immer wieder durch das Ego-Bewusstsein verdrängt. Es dauert dann eine Weile, die wir mit Sorgen, Problemen und Krankheiten verbringen, um sich der inneren Stimme zu erinnern, die es so gut mit uns meint. Aber wir wollen es oft besser wissen als die schöpferische Natur und müssen offenbar die Erfahrung machen, dass es mit Besserwisserei nicht geht. Das ist einer der Wege, zu Einsichten zu gelangen und uns weiter zu entwickeln. Einsicht ist immer heilsam und eine der tragenden Säulen eines Heilungsprozesses. Ich finde es allerdings auch tröstlich, dass es manchmal ohne den Umstand einer Krankheit geht.

Was Einsicht bewirken kann, schildert das folgende Fallbeispiel.

Aha!

Wer sich in einen Heilungsprozess begibt, braucht das berühmte Aha-Erlebnis. Ob auf der Körperebene, auf der emotionalen oder mentalen Ebene, irgendwo muss es einen deutlichen Rucker tun, damit der Patient merkt, es geht voran. Im Fortschreiten der Heilung folgt dem „Aha" in der Regel das heitere Ha ha ha.

Ein 48-jähriger Patient aus Frankreich kam wegen hochgradigem Asthma. Als passionierter Kakadu-Züchter stand er vor der Entscheidung, wegen des extremen Gefiederstaubs seine Vögel abzuschaffen. Das konnte ich gut nachvollziehen, weil ich selber Vögel halte und weiß, wie beißend und ätzend der Staub ist, den die Papageienvögel täglich mehrmals heftig aus dem Gefieder schütteln.

Herr P. brauchte ständig Nitroglyzerin zum Sprühen, wenn er die Volierenanlagen betrat und auch sonst, sobald er sich körperlich ein wenig anstrengte.

Vor mir saß ein mageres graues Männlein mit gekrümmtem Rücken. Sein Gesicht war schmerzverzerrt, grau, von tiefen Falten durchzogen. Er hatte einen krampfartigen, unergiebigen Husten, wenig Appetit und Lebenskraft. Wegen des chronischen Bronchialasthmas sollte er in Frührente entlassen werden, was ihn total demoralisierte. Seinem Anamnesebogen hatte ich entnommen, dass einige Familienmitglieder an Tuberkulose und Krebs verstorben waren. Überhaupt war die erbliche Belastung mit schweren Krankheiten unübersehbar. Verständlicherweise hatte Herr P. Angst, so wie seine Vorfahren, früh zu sterben. Er wachte nachts mit Panik auf, ersticken zu müssen.

Ich sah zwar mit den inneren Augen, dass Herr P. tief im Innern Humor hat und eigentlich eine kreative Persönlichkeit ist, aber alles war buchstäblich mit Staub überschüttet und verstopft. Es war weniger ein sprachliches Problem (mein Französisch ist ganz gut, aber sein Deutsch besser), sondern sein Widerwille, über sich zu sprechen, das was unsere Kommunikation ziemlich karg ausfallen ließ. Also ließ ich ihn in Ruhe und verordnete ihm Arsenicum iodatum C30. Ich hatte schnell begriffen, dass er etwas „Arsenisches" in seinem Persönlichkeitsprofil hat – Genauigkeit, Pingeligkeit, Strenge, Schwarz-Weiß-Denken, aber auch Intelligenz und Zuverlässigkeit. So war die homöopathische Arsenverbindung „ Ars-i" sowohl miasmatisch als auch konstitutionell gewählt.

Er schaute ziemlich ungläubig auf das Rezept, denn in Frankreich bekommt man für jedes Symptom einen Knaller, und wenn der chemische Knaller Nebenwirkungen erzeugt, gibt es auch für jede Nebenwirkung noch einen Knaller. So sind dann die Patienten knallvoll mit Chemie, nach dem Motto „Viel hilft viel". Was ich hier sage, ist leider keine Persiflage, sondern bittere Realität.

Mich streifte ein vielsagender Blick von Herrn P., dem zu entnehmen war, dass er nicht an die Homöopathie glaubt. Aber er hatte mich ja nun als Therapeutin ausgesucht und hatte gehört, dass ich ziemlich streng bin und Eigenarbeit von Patienten verlange.

Nach vier Wochen:

„Mir ist da plötzlich ein Licht aufgegangen, wie man sagt. Ich habe die Krankheiten von meinen Vorfahren geerbt. Und jetzt muss ich mich fragen, was ich mit dem Erbe mache."

„Wie wäre es mit loslassen?"

„Mon Dieu! Was sagen die Ahnen dazu?"

„Formidable, er hat was kapiert!"

„Ach, wirklich?"

„Ja, wirklich."

„Bon, wenn das so ist, dann will ich das versuchen."

„Sie gefallen mir. Das nenne ich   mal einen Entschluss!"

„Bon, wenn ich mich mal für was entschlossen habe, dann tu ich´s auch."

Herr P. kam federnden Schrittes, voller Zuversicht. Er erschien mir trotz herbstlicher Temperaturen wie jemand, der die Ärmel hochkrempelt und anfängt, im Garten herumzuwirtschaften.

Ja, der Garten seiner Seele wartete auf ihn. Nun war er bereit. Der erste Bann war gebrochen.

Homöopathisch verordne ich weiter Ars-i, aber im wöchentlichen Wechsel mit Nit-ac (Nitricum acidum), der Salpetersäure, die destruktive (syphilitische) Symptome von schleichenden/geerbten (sykotischen) Symptomen trennen kann. Herr P. bekam den Auftrag, ein Gesundheitsheft anzulegen und alles hinein zu schreiben, was ihm an seinen Körperöffnungen im Laufe der nächsten Wochen auffällt.

Es kamen eine Menge anderer Heilungsimpulse hinzu:

Ernährungsumstellung: Trennkost, enzymreiche Früchte (Ananas, Kaki, Mango, Papaya), Grüntee, für 8 Wochen keine Milchprodukte, kein Fleisch, keinen Fisch, viel Gemüse, Buchweizen, Dinkel, Reis.

Herr P. starrte mich entgeistert an. „Ist das Ihr Ernst?" Er sah mir an, dass ich nicht zum Scherzen aufgelegt bin, wenn es um das wichtigste Heilmittel geht, um unsere Nahrung.

„Monsieur P! Pillen schlucken kann jeder, heil und ganz werden nicht jeder, weil man dazu zu einer Einsicht kommen muss. Für jede Mahlzeit danken Sie Ihrer Frau, wenn sie sie zubereitet hat.".

„Mon Dieu, mon Dieu!", rief Herr P. aus.

„Den brauchen Sie gar nicht so theatralisch anzurufen, der ist ja nicht taub. Der versucht Ihnen ja schon seit Ewigkeiten einzuflüstern: Ich gebe dir Nahrung, Menschlein, ehre sie als das Heilsamste, das ich erschuf.

Oder haben Sie irgendwo in der Natur einen Baum mit Tabletten und Injektionsnadeln gesehen?"

Herr P. schaut mich stirnrunzelnd an und muss doch lachen. Schön sieht er aus, sein Gesicht strahlt. Er hat mich verstanden.

„Parallel zur der basischen Ernährung ist eine Entsäuerungskur mit Naturnatron[2] dran. Nach 10 Tagen folgt eine Pause von einer Woche, dann wird die Natronkur wiederholt."

„Da bin ich aber sehr beschäftigt!"

„Eben, dann denken Sie nicht soviel an Ihre Krankheit."

Nach sechs Wochen:

„Es geht mir ausgezeichnet. Ich kann in die Volierenanlage gehen und bekomme nur noch selten Atemnot. Stellen Sie sich vor, gestern habe ich sogar einige Volieren sauber gemacht und hatte keinen Asthmaanfall. Ist das nicht wunderbar?"

„Ja, das ist wirklich wunderbar und ich freue mich mit Ihnen."

Als Herr P. in die Praxis kam, sah ich einen Verwandelten. Er hatte trotz der Trennkost ein paar Kilos zugenommen, hatte eine gesunde rosige Gesichtsfarbe und strahlte mich an. Seine Ehefrau war diesmal dabei und erzählte begeistert, wie positiv sich ihr Mann verändert habe. Sie wolle sich nun auch behandeln lassen.

Herr P. ist in Züchterkreisen eine bekannte Persönlichkeit. Er organisiert Treffen, auf denen sich aus dem ganzen Elsass Papageienhalter treffen, um Probleme oder neue Ideen zu besprechen. Es fiel den Kollegen somit auf, dass Herr P. viel gesünder aussah. Er beherzigte meine Anregung, über seinen Heilungsprozess nicht zu tratschen und nicht mit anderen zu diskutieren, sondern erst mal heil und ganz zu werden. So beließ er es bei einem freundlichen Lächeln und einem „Merci!"

Nebenbei: das ist ein sehr wichtiger Punkt. Immer mal wieder erlebe ich, dass schwerkranke Patienten mit Freunden meine Therapie durchdiskutieren und laienhafte Meinungen und Ratschläge einholen, die mir dann vorgetragen werden. Ich rate der Patientin oder dem Patienten, sich von den Freunden behandeln zu lassen und bin nicht geneigt, die Behandlung fortzusetzen, wenn die Tratscherei nicht zugunsten einer Hingabe an den eigenen Heilungsprozess aufgegeben wird. Das ist der Weg nach innen, und da wollen eben manche nicht hinschauen, sondern lieber im Außen herumwirbeln und sich wichtig machen, immer auf der Suche nach dem Wundermittel.
Ich beurteile und verurteile eine solche Wichtigtuerei nicht, denn sie ist menschlich. Nur gehört sie nicht zu meinem Arbeitsethos. Es gibt ja viele Wege zum Heil; jeder muss seinen passenden finden.

Also, Herr P. war klug und schwieg einstweilen, als seine Züchterkollegen wissen wollten, wie er denn sein Asthma losgeworden sei.

Ich verordnete jetzt Thuja C30, den Lebensbaum, der alles an den Tag bringt, was im Verborgenen schwelt oder im Nebel herum geistert. Unter diesem großen Heilmittel brechen erfahrungsgemäß viele Dämme. Da wurde Herrn P. auf einmal klar, dass es ein Erzproblem mit der Mutter immer schon gab. Sie verlangte von ihm absoluten Gehorsam. Sein Vater war sensibel und schwach. „Die Mutter hat mir oft die Luft genommen, wenn Sie verstehen, was ich meine. Dann immer die schrecklichen Nachrichten, dass wieder einer in der

Familie so früh gestorben ist. Meine Mutter jammerte jeden Tag: Wann bin ich dran? Wann bin ich dran? Furchtbar!"

Herr P. war emotional aufgewühlt. Das war ein tolles Heilungszeichen, denn dadurch war die Zeit reif geworden, den Konflikt hinter der Asthma-Krankheit anzuschauen und zu lösen. Vordergründig war es der Gefiederstaub. Aber nicht alle Papageienhalter haben Asthma. So einfach geht die Rechnung nicht auf! Hinter kranken Manifestationen im Atemsystem steht Angst, oft sogar Todesangst und große Trauer um etwas. Aber das ist alles verdrängt und unterdrückt.

Ich stellte fest, Herr P. wollte sich bewegen, körperlich, emotional, mental. Das war das wichtigste Zeichen für die Bereitschaft, den lang gespeicherten Stress abzubauen. Daher gab ich Herrn P. folgende Anregungen, den Todesangstkonflikt (Hilfe, ich ersticke!) zu lösen:

Täglich langsam joggen, dabei rhythmisch atmen, erst 4 ein, vier aus, dann 4 ein, 6 auch aus und steigern bis 4 ein, 8 aus.

Täglich die Brust mit Grünlicht (60-Watt-Glühbirne) 30 Minuten bestrahlen.

Täglich die Versöhnungsübung[3] durchführen.

Homöopathisch bekam Herr P. Lyc C30 (Lycopodium), das größte Heilmittel für das Erwecken der eigenen Mitte = Erde, der inneren Größe, für die Verdauungsorgane und sogar für den Atemtrakt.

Nach weiteren sechs Wochen harter, mitunter tränenreicher, wütender Reaktionen, die Herr P. gewissenhaft in sein Gesundheitsbuch notiert hatte, sah ich einen fast geheilten Menschen vor mir. Er fühlte sich wie neu geboren, von unzähligen Lasten befreit.

„Stellen Sie sich vor, ich fuhr mit meinen Kollegen nach Belgien zu einer Papageienausstellung. Dort waren in einer riesigen Halle Tausende von Papageien, ein irrer Dampf und Staub in der Luft. Dazu die ewig unvernünftigen Raucher, die einfach kein Gefühl für die Vögel haben und denen die Nikotinwolken entgegen paffen. Aber: ich hatte nicht eine Sekunde Atemnot! Ich war dort vier Tage lang. Nichts, keine einzige Beschwerde. Es war grad so, als ginge ich in frischer Luft daher."

Ja, so ist das, wenn jemand wirklich an sich arbeitet, in die Versöhnung mit sich und seiner Familie kommt, sich ganz seinem Heilungsprozess hingibt.

Herr P. hatte sich auf 5 km Joggen pro Tag trainiert, immer rhythmisch atmend. Inzwischen hatten er und seine Frau sich ganz auf Trennkost umgestellt. Es gab keine allergischen Reaktionen mehr, weil keine Todesangst mehr im Untergrund nagte.

Ich verordnete zum Abschluss Sulphur C200, das größte Heilmittel, das dem Organismus hilft, die chronische Krankheit über die Haut zu verlassen.

Herr P. produzierte einen leichten Fließschnupfen, ein paar Pickel, die an die einst unterdrückte Akne in der Pubertät erinnerten. Der Fließschnupfen war bei ihm und ist generell in solch einer miasmatisch-homöopathischen Behandlung ein wichtiges Heilungszeichen, weil der Körper dann wieder die physiologische Immunreaktion zurück gewinnt: Wasser, um die Toxizität von Erregern zu verdünnen, leichtes Fieber, um Erreger abzutöten, Schwitzen, um durch die Säure Erreger abzutöten.

Die Heilungsgeschichte liegt nun schon über ein Jahr zurück. Herrn P. geht es ausgezeichnet, seiner Frau auch – und einigen asthmatischen Kakaduzüchtern inzwischen auch, die natürlich genauer wissen wollten, wie das mit dem „Asthma-ex" funktioniert. Manche haben wie Herr P. den Weg geschafft, andere sind lieber bei ihrem Antibiotikum, Cortison und Nitroglycerin-Spray geblieben ...

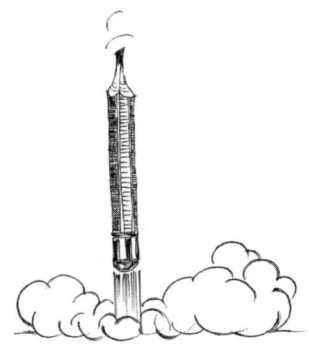

Fragenkomplex zur „Idee"

1. Bin ich eigentlich mit mir selber versöhnt? ①　②　③　④　⑤

2. Möchte ich mit mir ins Reine kommen? ①　②　③　④　⑤

3. Bin ich mit meinen Eltern in Versöhnung? ①　②　③　④　⑤

4. Habe ich mich früher getraut, meinen Eltern meine Meinung zu sagen? ①　②　③　④　⑤

5. Wollte ich meine Mutter schonen, weil sie so schwach/krank war? ①　②　③　④　⑤

6. Hatte ich als Kind oft Angst vor meinem Vater/vor meiner Mutter? ①　②　③　④　⑤

7. Wollte ich nie so werden wie meine Mutter/mein Vater? ①　②　③　④　⑤

8. War ich in meinem Leben oft kreativ? ①　②　③　④　⑤

9. Ehre ich meine Lebenserfahrung? ①　②　③　④　⑤

10. Habe ich hauptsächlich schlechte Erfahrungen in meinem Leben gemacht? ① ② ③ ④ ⑤

11. Habe ich das Gefühl, im Leben oft versagt zu haben?
① ② ③ ④ ⑤

12. Ehre ich die Lebenserfahrung anderer mehr als meine?
① ② ③ ④ ⑤

13. Übe ich mich im Selbstausdruck?
(Malen/Tanzen/Musizieren/Dichten/Schreiben usw.)
① ② ③ ④ ⑤

14. Hat man mir schon als Kind gesagt, dass ich nicht singen/malen/gestalten kann? ① ② ③ ④ ⑤

15. Halte ich mich künstlerisch für unbegabt? ① ② ③ ④ ⑤

16. Habe ich Angst vor Bewertung, wenn jemand meine kreative Arbeit sieht? ① ② ③ ④ ⑤

17. Fröne ich 1x pro Woche dem Lustprinzip und tue was ich will?
① ② ③ ④ ⑤
(keine therapeutische Maßnahme, keine Arzneien)

18. Halte ich mich genau an die Vorschriften meiner Therapie?
① ② ③ ④ ⑤

19. Klage ich nicht gerne und will meine(n) Therapeutin/Therapeuten nicht belästigen? ① ② ③ ④ ⑤

20. Wenn der Himmel klar ist, schaue ich, ob irgendwo Wolken am Horizont sind? ① ② ③ ④ ⑤

21. Ich schaue auf die Sonne und lasse die Wolken vorbeiziehen?

① ② ③ ④ ⑤

22. Wenn Wolken am Himmel sind, halte ich nach einem Fleckchen blauem Himmel Ausschau?

① ② ③ ④ ⑤

23. Sind Wolken am Himmel, habe ich gar keine Lust raus zu gehen?

① ② ③ ④ ⑤

24. Macht mich ein bewölkter Himmel meistens trübsinnig?

① ② ③ ④ ⑤

65–70 Punkte

Momentan sind Sie noch in der Phase, wo noch viel Versöhnungsarbeit ansteht – mit Ihnen selbst und mit Familienangehörigen. Dadurch fehlen Ihnen die Ideen. Der Kopf ist voll mit Sorgen und Zweifeln. Vor allem schauen Sie viel nach hinten in die Vergangenheit, was alles in Ihrem Leben nicht so gut gelaufen ist.

Diese Phase hat aber auch ihr Gutes, denn Sie wollen aufräumen, Klarheit in Ihr Leben und Ihre Beziehungen zu anderen bringen. Das ist ein gutes Heilungszeichen. Wenn Sie Menschen verzeihen, die Ihnen ein Leid angetan haben, wird soviel schöpferische Energie frei. Lassen Sie die restlichen Wolken vorbei segeln, treten Sie ins Licht. Tun Sie etwas Künstlerisches zur Seelennahrung, dann schwinden auch die letzten Wolkenfetzen innerer Zweifel.

70–73 Punkte
Mutig haben Sie den Vorhang der Lebensbühne geöffnet und stehen nun im Licht. Sie haben wieder die Lust entdeckt, neue Zukunftspläne regen Ihre Selbstheilungskräfte an. Seit Sie in die Versöhnung mit Mutter und Vater gegangen sind, fühlen Sie sich leicht und befreit. Schauen Sie auf Ihre guten Taten und ehren Sie Ihre bisherige Lebenserfahrung. Sie brauchten offenbar Ihre Krankheit, um wach zu werden und das „Jammertal" zu verlassen.

72–75 Punkte
Langsam, mühsam geht es voran. Sie sind noch in der Phase, in der Sie sich mit anderen vergleichen – was ja bekanntlich in den Mangel führt. Sie sind aber unvergleichlich, einzigartig und unverwechselbar. Haben Sie nur Courage, um Ihre Ängste zu überwinden und nehmen Sie einen Standpunkt ein. Momentan orientieren Sie sich noch an den Meinungen anderer, weil Sie im Leben vielleicht etliche Autoritäten vor die Nase gesetzt bekamen. Kommen Sie aus dem Mauseloch raus und respektieren Sie Ihre Eigenautorität. Sie sind ein wunderbarer Mensch; Sie spüren tief drinnen, dass Sie keine Kopie von jemandem sein wollen, sondern unkonventionell sind. Dann stehen Sie auch dazu!

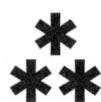

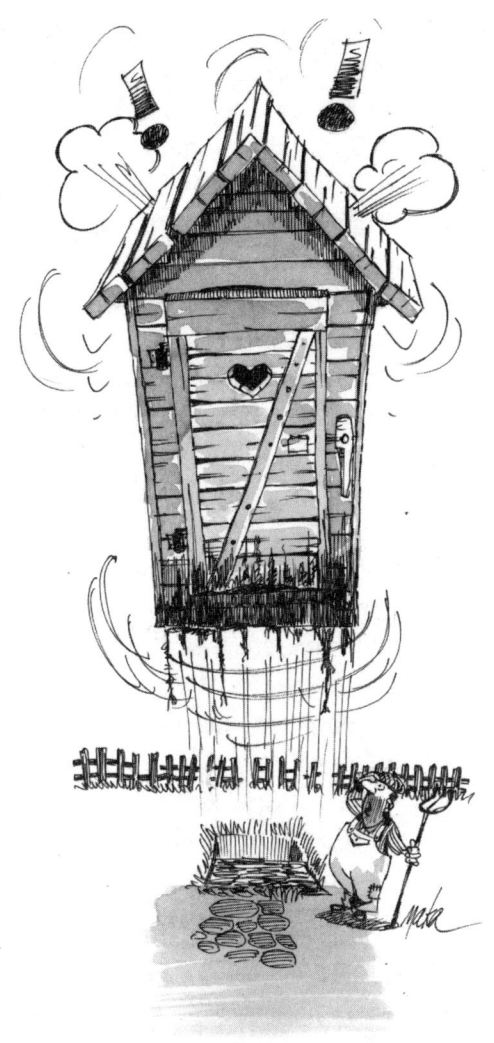

Ich hab da eine Idee!

Wann haben Sie das zum letzten Mal gesagt? Hand aufs Herz! Je länger wir krank sind, umso weniger Ideen haben wir. Sobald wir aber in Richtung Heilung marschieren, kommen wir wieder auf Ideen.

Das Blöde ist nur, dazwischen liegt der Heilungsweg, der manchmal einem Aufstieg zum Mount Everest gleicht. Zu dumm! Wir suchen nach Abkürzungen – die schnelle Pille, die schnelle Heilung, Hauptsache, ich bin die Krankheit schnell los. Vor lauter scheinbaren Abkürzungen landen wir immer wieder – wenn nicht auf der Nase liegend, so doch am Anfang, nämlich bei unserer Krankheit. Wer den Irrweg der schnellen Lösung schon ein paar Male gegangen ist, ist zumindest von der Wahnidee geheilt, dass es Abkürzungen beim Heilen gibt. Das ist schon mal was!

In einen Schlamassel hinein rein zu geraten, ist überhaupt kein Problem. Das macht einen auch nicht krank. Das gehört zum Alltagsleben und Menschsein. Wir sind keine Maschinen und Automaten, auch wenn immer mehr Menschen so herumgeistern, immer auf der Suche nach einer Steckdose, wo sie ihre Batterien aufladen können, um alles zu erledigen, was auf dem Erfolgsplan steht. Im Ernst, krank werden wir nur, wenn wir in dem Schlamassel hängen bleiben und keine Idee nutzen, um da wieder raus zu kommen.

Das wäre die normale Lösung: rein in die Kiste, raus aus der Kiste. Rein ins Problem, loslassen, raus aus dem Problem. Problem und Lösung sind untrennbare Zwillinge, nicht gerade siamesische, aber sicher eineiige. Direkt dort, wo das Problem ist, ist auch die Lösung. Ich brauche also nur eine Idee, wie ich sie finde.

Im Zenbuddhismus benutzt man so herrlich einfache Bilder wie das hier:

Schau unter deine Füße, was siehst du?
Nichts?
Gar nicht schlecht!
Erde?
Auch gut.
Käfer, Würmer, allerlei Kleingetier?
Warm!

Mikroben, alles ist in Bewegung?
Noch wärmer!
Leben?
Ja, das ist es!
Ach, so?
Ja, so!

Haben Sie das mit dem Herzgeist verstanden? Ich habe dafür viele Jahre strenger Zenschulung gebraucht, bis ich ahnte, welche Weisheit in diesem Koan (Lehrwort) ruht. Es kommen einem allerlei Ideen, wenn man tatsächlich mal im Garten oder sonstwo in der Natur unter die Füße/Schuhe schaut. Auf die geistige Ebene übertragen bedeutet das, den Platz anzuschauen, auf dem ich stehe, den Platz im Leben anzuschauen, den ich eingenommen habe. Das Problem anzuschauen, auf dem ich gerade stehe. Unter den Füßen ist immer die Lösung. Na, haben Sie's jetzt verstanden? Die Lösung heißt BEWEGUNG. Alles Lebendige ist in Bewegung, ist Schwingung, Frequenz, Welle, Strahlung, Wandlung –– wie auch immer wir lebendige Prozesse beschreiben mögen. Sich von einem vermeintlichen Fixpunkt = Problem wegzubewegen, ist ein kreativer Akt.

Anstatt nun die Ameisen, Würmer und Erdkrumen zu zählen, wenn Sie unter die Füße im Garten gucken, können Sie sich auch vorstellen: Alles ist jetzt möglich. Welche Wahlmöglichkeiten haben Sie?. Schreiben Sie sie von mir aus auf. Sie werden eine erstaunliche Entdeckung machen, die alle meine Patienten auch machen: Es mangelt Ihnen nicht an Ideen, aber Sie knebeln jede Idee sofort mit dem Glaubenssatz: „Das geht ja sowieso nicht" oder „Das gibt es ja gar nicht" oder „Das mag ja für andere gelten, aber für mich nicht." Sie sind knallvoll mit erstickten Ideen. Das macht Sie so krank. Ideen haben heißt, Ideen zulassen. Sie gucken eben nicht unter Ihre Füße, sondern tun so, als hätten Sie keine. Komisch, nicht? So verbohrt sind wir Menschen eben manchmal.

Ich empfehle Ihnen mal folgende Meditation in Bewegung, wenn Sie Spazieren gehen und leise vor sich hin sagen:

Die Erde trägt mich
Ich bin von Luft umhüllt
Und aus mir heraus bewegt.

Sie ahnen nicht, wie viele Ideen Ihnen plötzlich wieder einströmen, wenn Sie sich täglich in der Natur ergehen und Schritt für Schritt mit dem ganzen Sein den tieferen Sinn dieser Worte erleben.

Heilung kann einfach sein, man muss nur ein paar gute Ideen haben. Wenn Sie Ihr Programm ändern und statt „problemorientiert" jetzt mal „lösungsorientiert" einspeichern, öffnet sich ein Füllhorn von Ideen. Schauen Sie ab und zu mal unter Ihre Füße. Allein schon das Innehalten und so etwas Ungewöhnliches tun, ist heilsam.

Ich verkaufe Ihnen hier keine theoretischen Ideen, nein, alle Übungen, die ich Patienten vermittle, sind durch eigene Themen und Probleme entstanden. Ich fand auch in den unwegsamsten Wüsteneien meines Lebens immer eine Lösung, sonst wäre ich mindestens schon viermal gestorben.

Lösungsorientiert zu sein und Ideen zu haben, ist einmal das Resultat der Fokusänderung. Gut.

Zum andern ist es aber auch die Bereitschaft, sich an die große Schöpferkraft anzubinden, an die weise Natur. Sie heilt und hat in ihrer Güte jedem von uns eine perfekte Kopie ihres eigenen Heilers mitgegeben, den „inneren Arzt". Nur der kann Heilung bewirken. Die Natur hätte keine Sekunde überlebt, wäre sie nicht lösungsorientiert und unendlich schöpferisch potent. Wenn der Stein im Weg liegt, fließt das Wasser eben drum herum. Wo Sie hinschauen, überall entdecken Sie Bewegung = Lösung = Überwindung eines Hindernisses. Es geht im Leben immer voran. Vorne liegt die Lösung oder noch genauer: unter Ihren Füßen liegt die Lösung. Unter jedem Schritt offenbart sich eine Lösung.

Es wird Sie aufbauen zu lesen, wie es einem Patienten erging. Ich finde, man kann sich so gut in ihn hinein versetzen.

Die Idee kam wie eine Fee

Wenn ich an diese Patientin zurück denke, kommt mir alles immer noch wie eine unglaubliche Geschichte vor. Frau J. kam aus einer onkologischen Klinik mit dem Befund, Nasensarkom, Metastasen in den Schädelknochen und in den Rippen, rechts in der Brust Zysten. Im Gesicht wollte und konnte man nicht operieren, weil dann die arme Frau völlig entstellt würde. Glück im Unglück, möchte ich sagen. Bestrahlung kam auch nicht in Frage, weil das rechte Auge behelligt geschädigt würde. Man verordnete mehr aus Hilflosigkeit eine Chemotherapie mit Tabletten. Aber schon nach drei Wochen hatte die Patientin schwere Gangstörungen, pelzige Gefühle in Armen, Händen und Unterschenkeln, schwere Schwindelanfälle, Übelkeit und Haarausfall. Sie setzte die Chemotherapie ab. Wie sie dann ausgerechnet zu mir fand, weiß der liebe Himmel. Ich war ziemlich schnell überzeugt, dass meine guten Helfergeister mir mal wieder eine Lektion erteilen wollten und mir deshalb diese Patientin schickten.

Sie kam zusammen mit ihrem Mann und ihrer Tochter. Alle drei aus verschiedenen Gründen ein Bild des Jammers. Der Ehemann, 58 Jahre alt, bewegte sich wie eine Mumie auf Rädern, starrte nur geradeaus. Seine Frau machte mir ein Zeichen, dass ihr Mann nicht-tichtig im Kopf sei. Die Tochter, 21 Jahre alt, war sichtlich geistig behindert. Die Patientin selbst wirkte ebenfalls völlig erstarrt und brachte keine drei zusammenhängenden Worte heraus. Sie legte mir wortlos die Papiere aus der Klinik vor und schaute mich mit dem stumpfsinnigsten Ausdruck an, den ich so schon Jahre nicht mehr gesehen hatte. Den Anamnesebogen hatte ich schon vorher studiert – ein Trauerspiel: Vater und Mutter waren an Knochenkrebs gestorben, in der Familie gab es viel Demenz; der Bruder der Patientin war Alkoholiker. Ihr Mann hatte zwei Herzinfarkte hinter sich und war bis zur Halskrause mit pharmazeutischen Arzneien abgefüllt. Trotz all dieser belastenden Lebensumstände hatte diese Frau sich für eine Krebstherapie bei mir entschieden. Als ich versuchte, ihr mein Behandlungskonzept zu erklären, winkte sie ab und sagte auf Schwäbisch: „Des voschtoh i sowieso net." Also sparte ich mir weitere Erklärungen zur miasmatischen Behandlung. Ich erwähnte, dass eine Ernährungsumstellung notwendig sei – es folgte die gleiche abwehrende Geste, diesmal mit dem Kommentar: „Des goht nedde, i brauch mei Worscht un Käs. I ess was mer schmeckt."

„Können Sie etwas weniger Fleisch essen?"

„Noi, Sonndachs hän mer Broode, Spätzle un Soß."

„Wie sieht´s mit mehr Obst aus?"

„Nooi, des mog i net!"

Halleluja, da kommt Freude auf!

Das Wort „Entsäuern" fiel auf geistigen Wüstenboden, die Anweisung, wie man die homöopathischen Mittel selber verrühren soll, versank im Intelligenznebel, die rhythmischen Atemübungen hauchten soeben ihren Daseinssinn aus – egal, was ich sonst einem Patienten erkläre, verordne, zeige, ich konnte es glatt vergessen. Die bloße Idee, mit ihr den Konflikt hinter dem Nasenkrebs jemals anzuschauen oder gar zu lösen, zerbröselte zu Nichts.

Vor mir sass eine schwäbische Hausfrau, bar und ledig aller geistigen Dinge, die ich als Voraussetzung für einen Heilungsprozess bis dahin für wichtig hielt. Das einzige, wozu Frau J. fähig schien und was in ihr einfach gestricktes Hirn passte, war die Anweisung Mittel 1 und 2 wöchentlich zu wechseln. Es nahm allerdings noch geraume Zeit in Anspruch, bis sie begriff, dass es nicht haargenau 5 Kügelchen sein mussten, sondern es könnten auch 3 oder 4 sein und dass sie die Mittel nur einmal pro Woche nehmen soll. Kein Kommentar: „Ach, nur einmal pro Woche so wenige Kügelchen?" oder „Das soll wirken?", kam aus dem Mund. Zu solchen komplexen Gedankengängen war Frau J. nicht fähig. Sie starrte nur auf das Rezept und auf die beiden Tütchen, in denen die ersten Gaben steckten, damit sie gleich anfangen konnte. Sie wurde merklich unruhig und wollte wieder abreisen. „Wann muss i komme?"

Wir machten einen Termin vier Wochen später aus. Die drei Mumien reisten ab und ich war fertig mit der Welt. Wenn es nicht um eine so schwere Krankheit gegangen wäre, ich hätte laut lachen können über soviel Beton in Menschengestalt. Aber mir war ausnahmsweise mal gar nicht zum Lachen zumute, denn ich fragte mich, wie die Therapie ohne die von mir üblicherweise eingeforderten Maßnahmen der Entsäuerung und Ernährungsumstellung wohl verlaufen mochte. Ich hatte kein gutes Gefühl im Bauch. Aber mir kam eine glänzende Idee. Ich bereitete mir den besten Grüntee zu, setzte mich in mein Erholungszimmer, genoss den Tee und machte eine Heilungssitzung für diese kleine versteinerte Familie. Ich hüllte sie mental in orangefarbenes Licht und sandte zugleich eine Botschaft an Samuel Hahnemann & Co, mir gelegentlich beizustehen, wenn Frau J. wiederkomme.

Wegen der geistigen Stumpfheit und der aggressiven Krebserkrankung hatte ich Syphilinum C30 (Syphilis-Nosode) und die Mercurius solubilis (Quecksilber) verordnet.

Wie zu erwarten, hörte ich zwischendurch nichts von der Patientin zwischendurch. Sie kam allein nach vier Wochen und ich bemerkte eine kleine Veränderung. Sie wirkte präsenter, die Augen hatten mehr Glanz. Auf meine Frage, was sich getan habe, berichtete sie umständlich, was für dreckige, stinkige Borken und Brocken sie aus ihrem rechten Nasenloch täglich rausgepopelt habe. Mir wird nicht leicht schlecht, aber bei der Beschreibung wurde mir ganz blümerant.

„Hat sich sonst noch was getan?"

„Noi."

„Was für ein Gefühl haben Sie denn?"

„Kois."

„Haben Sie das Gefühl, es tut sich was?"

„Wois net."

Na schön, dann machen wir einfach weiter.

Alle meine Bemühungen, irgendetwas aus dieser Frau rauszuhören, misslangen.

Also schritt ich zur nächsten Tat und verordnete ohne weiteren Kommentar Nitricum acidum C30 (Salpetersäure) und Hekla lava C30 (isländische Vulkanerde) ohne weiteren Kommentar.

Hekla lava hat einen guten Bezug zu Gesichtsknochen und ist ein syphilitisches Mittel. Nitricum acidum hilft dem Körper, zerstörerische Prozesse abzuheilen und in die Zellvermehrung zu wechseln. Da ist normalerweise Entsäuerung und basische Ernährung sowie eine Enzymtherapie angesagt, aber Frau J. war nur auf „di Kiegele" geeicht und sonst nichts.

Ich entließ Frau J. mit der Bitte, erstens ein umfassendes Blutbild mit Immunstatus beim nächsten Mal mitzubringen und zweitens mal wieder einen Termin für die Nachuntersuchung in der Klinik anzumelden.

Es vergingen zwei Monate. Dann kam Frau J. mit ihrem Mann. Als die beiden meine Praxis betraten, hatte ich wirklich das Gefühl, Geister zu sehen. Das konnten doch unmöglich dieselben Menschen sein! Frau J. war hübsch frisiert, die Haare schick gefärbt, trug einen modischen Mantel und darunter Rock und Twinset in geschmackvollen Farben. Ihr Mann hatte einen Anzug an und bewegte sich deutlich besser. Ich muss wie ein Auto dreingeschaut haben, denn Frau J. fragte mich: „Isch ebbes?"

„Nein, nein, kommen Sie nur herein, ich freue mich und bin überrascht, wie gut Sie beide aussehen."

Was war passiert?

Das für mich damals absolut Unfassbare:

Frau J. hatte gar nicht erst lange rumgemacht mit zwei Terminen, Blutabnahme und Computert Tomografie, sondern war nach vier Wochen der zweiten Behandlungsphase in die Klinik gegangen mit der Bitte, sie gründlich zu untersuchen und das Blutbild machen zu lassen. Dabei stellte sich heraus, dass das Nasenbein sowie alle anderen Gesichtsknochen im Aufbau begriffen waren. Es gab nur noch vereinzelte Metastasen in den Rippen. Die Nase war sehr sauber, ohne eitrige Blutkrusten und Gestank. Die Immunzellen waren im Vergleich zu den Werten aus der Zeit, als die Chemotherapie im Gange war, deutlich angestiegen. Auch die sonstigen Blutwerte waren im Normbereich.

Der behandelnde Onkologe fragte natürlich die Patientin, was sie denn getan hätte. Sie zog wortlos die zwei Beutelchen mit den Globuli raus und sagte: „Des do."

Ich vermute, nun war es an dem Arzt, wie ein Auto zu gucken. Offenbar strahlte Frau J. eine so urwüchsige Stärke aus, dass niemand wagte, sie von ihrem Weg abzuhalten. Ich sandte meine Dankesgrüße durch den Äther an die Klinikbelegschaft.

Frau J. legte mir feierlich die Klinikergebnisse auf den Tisch und sagte, sie und ihr Mann hätten das gute Ergebnis als Anlass gesehen, ihre Sonntagskleidung anzuziehen.

Ist das nicht wunderbar?!

Ich erfuhr wieder in aller Ausführlichkeit, wie allmählich der stinkende Eiter nachgelassen hatte und jetzt nur noch schönes sauberes Blut aus der Nase fließe, wenn sie darin intensiv popele. Nun empfahl ich ihr, die Nase mal ganz in Ruhe zu lassen. Enttäuschter Gesichtsausdruck war die Folge.

„Popeln Sie denn sowieso gerne in der Nase?"

„Scho immer."

„Jetzt wäre es aber gut, die zarten Schleimhäute zu schonen, die gerade so schön nachwachsen."

„Schad!"

„Naja, wir können ja später mal sehen, ob Sie wieder popeln können."

„Ookee!"

Ich hätte beinahe laut rausgelacht ob des unerwarteten amerikanischen Slogans. Die Situation war so absurd!

Ich verordnete Thuja C30 (Lebensbaum).

„Nur ei Middel?"

Ja.

„Ookee!"

Vier Wochen gehen ins Land, da erhalte ich erstmals einen Telefonanruf:

„Sie, des isch fei guat. Die Nas isch zu!"

Damit meinte sie, die Nase war innen vollkommen ausgeheilt, sie blutete nicht mehr. Bislang hatte Frau J. keinen Ton über Schmerzen oder sonstige Beschwerden geäußert und keine Gefühle gezeigt. Nun sagte sie rundheraus, überall im Körper seien Schmerzen. Nun sei doch alles so gut verlaufen und jetzt so was Furchtbares. Sie konnte nachts nicht mehr schlafen, habe keinen Appetit mehr und sei ungehalten. „Des is so unneedich wie´n Kropf! Was isch des?"

Und genau in dem Moment erhielt ich DIE Inspiration aus der geistigen Welt, DIE Idee, indem ich ebenfalls rundheraus sagte:

„Das sind die Säuren, im Blut, in den Muskeln in allen Zellen, alles ist total versäuert."

„Oh je, kann mer do ebbes mache?"

„Aber klar, Ich schicke Ihnen   eine genaue Anweisung, wie Sie das alles zuhause machen können. Die Kur ist ganz einfach."

Das Wort „einfach" wirkte magisch auf Frau J.

„Un Sie moine, des krieg i na?"

„Sie haben schon soviel erreicht, Frau J., Sie schaffen auch die Natronkur."

„Ja, wenn Se moinet."

Gesagt, getan. Frau J. bekam eine genaue Anweisung. Ich schickte außerdem Lycopodium C30.

Sie führte gewissenhaft zwei Entsäuerungskuren durch und die Wirkung war gerade so, als habe sie das Natron in jede Zelle gesogen. Die Schmerzen verschwanden so, wie sie gekommen waren. Nach vier Wochen war der ganze Spuk verschwunden. In die Praxis kam eine dynamische Frau, die mir diesmal nichts über das Innenleben ihrer Nase erzählte, sondern – und das muss man sich mal auf der Zunge zergehen lassen wie eine Praline – wie ihre Besserung **beim Mann, bei der Tochter, bei den zwei Katzen und beim Gummibaum** angekommen sei. Erst dachte ich, den Dialekt nicht richtig zu verstehen. Doch nein! Sie, als vollkommen unbeschriebenes Blatt philosophisch-spiritueller Gedankengänge, erzählte mir, dass ihr Heilungsprozess eine Auswirkung auf ihre Familie hatte, zu der sie erfreulicherweise Katzen und Gummibaum rechnete. Oh, selig sind die Einfältigen!

Frau J. fackelte nicht lange rum und kam zum Punkt:
„Un wie isch des jez, kann i wieder mei Worscht un Käs esse?"
„Nein!"
„Oh!"
„Ja, jetzt ist Schluss damit. Nur einmal pro Woche ist alles erlaubt. An den übrigen Tagen wird sich an den Plan hier gehalten."
Umständlich setzt Frau J. ihre große Brille auf und liest laut:
„Gemüse, Obst, Fisch, Trennkost, Wasser, warmes Bier abends. Enzymtherapie mit Regazym."
Sie schaut mich vielsagend an.
„Da gibt es jetzt gar nichts rumzureden. Der Plan wird zwei Monate lang eingehalten. Nur mittwochs, da ist frei. Da legen Sie Ihre Krankheit in den Sessel und machen alles, wozu Sie Lust haben. An dem Tag keine Therapie, keine Krankheit. Soviel Wurst, Schinken, Speck und Käse, wie Sie wollen. Von mir aus zwei Torten und vier Flaschen Wein. Ist mir alles recht. Aber ab Donnerstag …"
„Isch ookee."

Wie nicht anders zu erwarten, fieberte Frau J. – wie übrigens alle Patienten, denen die Ernährungsumstellung zunächst schwerfällt – dem berühmten Mittwoch entgegen. Am ersten therapiefreien Tag ging sie mit ihrem Mann ins Kino und beide aßen Popcorn und tranken Coca Cola. Abends gab es jede Menge Wurst und Käse. Aber schon in der zweiten Woche war das Verlangen nach gewohnter Kost geringer und schließlich kam was kommen musste: die gesunde Umkehr. Bald waren Wurst, Käse, Fleisch und Fisch die Ausnahme und die basische Ernährung die Regel.

Die Folge war überzeugend: die sykotische Ebene heilte aus, so dass keine Metastasen mehr zu finden waren, die Blutwerte waren gut. Das Nasenbein war vollkommen regeneriert, die Knochendichte optimal. Frau J. richtete mir „Grüße unbekannterweise von einem Onkologen der Klinik" aus. Jeder freute sich mit der Patientin, die immer wieder sagte: „Oh, i bin stolz wie Oskar!" Ihr Mann blühte auf und noch ein Wunder geschah, indem die Eltern meinen Rat befolgten, ihre Tochter von einem homöopathischen Arzt in Wohnortnähe behandeln zu lassen. Als ich die Tochter zwei Monate später wiedersah, sprach sie mit mir in einfachen, verständlichen Sätzen.

Für Frau J. war es kein Problem einzusehen, dass ihre Behandlung noch nicht vollendet war. Ich erklärte es ihr so, dass sie in der Lage sein müsse, mit einer leichten Krankheit fertig zu werden.

So verordnete ich ihr Phosphor C30 und Baccinilinum C30 in der Hoffnung, diese Heilungsebene würde aktiviert.

Frau J. war so unverbaut und intellektuell unverbraucht, dass ihr Organismus wie im Bilderbuch logisch reagierte. Es gab für sie einfach keine Zweifel, kein Abwägen von Für und Wider, kein Diskutieren. Sie tat, was zu tun war und fackelte nicht rum.

Schon nach 16 Tagen lag sie mit einer Grippe im Bett. Ich schärfte ihr ein, das Fieber nicht künstlich zu senken und nur Hausmittelchen zur Linderung einzusetzen.

Was tat die Gute?

Sie legte sich Säckchen mit gekochten Kartoffeln auf die Brust – der Husten schwand.

Sie kochte Zwiebeln und Honig zu Sirup - – Nase und Hals wurden schleimfrei.

Sie nahm auf mein Geheiß täglich 6 Tabletten Enzyme – das Fieber sank.

Nach zwei Wochen war Frau J. wie neu geboren.

Es stand nach insgesamt 9 Monaten Therapie eine erneute klinische Untersuchung an. Das Ergebnis: Das Nasenbein hatte seine normale Form und Zelldichte, die Schleimhäute in Nase, Rachen und Mund waren gut entwickelt, Metastasen konnten nicht mehr nachgewiesen werden, die Blutwerte waren optimal. Die Krönung bestand darin, dass die Mitglieder der onkologischen Abteilung Frau J. zu ihrer Genesung gratulierten und sie als geheilt entließen. Die Heilung hatte zwar nicht in der Klinik stattgefunden, aber der seelische Beistand, die positive Unterstützung seitens der Ärzte war beispielhaft heilsam gewesen. So musste sich Frau J. nicht, wie leider viele Krebspatienten, zwischen zwei Fronten aufreiben, sondern fühlte sich von beiden Seiten respektiert.

Ich schloss die Therapie mit Sulphur C200 ab. Wenn auch äußerlich nichts Auffälliges geschah, so wusste ich doch, dass innen der Organismus die passende Botschaft erhalten hatte, die Krankheit über die Haut zu verabschieden.

Frau J. ist seit 2006 nicht mehr bei mir gewesen. Ich hörte von ihr und ihrem Mann, dass es ihnen allen gut geht und sie sich an die gesündere Lebensweise gewöhnt haben. Zweimal im Jahr führen sie eine immunstärkende Kur mit Tees und Enzymen selber durch.

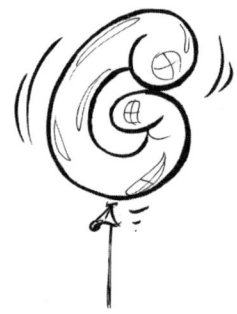

Fragenkomplex zu „Glücklichsein"

1. Genieße ich gerne den Augenblick? ① ② ③ ④ ⑤

2. Hatte ich oft das Gefühl in meinem Leben, ich hätte nicht das Recht, glücklich zu sein? ① ② ③ ④ ⑤

3. Gönne ich Anderen ihr Glück, auch wenn ich selber selten Glück habe? ① ② ③ ④ ⑤

4. Wenn ich ehrlich bin, finde ich es ungerecht, wenn Andere glücklich sind und ich nicht? ① ② ③ ④ ⑤

5. Halte ich Glücklich glücklich zu sein eher für eine Utopie ① ② ③ ④ ⑤

6. Schaue ich zuversichtlich nach vorne? ① ② ③ ④ ⑤

7. Sehe ich bei den Mitmenschen sofort deren Schwachpunkte? ① ② ③ ④ ⑤

8. Finde ich schnell das „Haar in der Suppe"? ① ② ③ ④ ⑤

9. Ist es so: Vergangenes darf gewesen sein? ① ② ③ ④ ⑤

10. Schaue ich oft nach hinten in die Vergangenheit? ① ② ③ ④ ⑤

11. Wenn ich nach hinten schaue, sehe ich vor allem, was ich alles falsch gemacht habe? ① ② ③ ④ ⑤

12. Wenn ich zurück schaue, wird mir klar, was alles schief gelaufen ist? ① ② ③ ④ ⑤

13. Umgebe ich mich mit positiv gestimmten Menschen? ① ② ③ ④ ⑤

14. Regen mich positive Menschen auf? ① ② ③ ④ ⑤

15. Halte ich positives Denken für Schöntuerei? ① ② ③ ④ ⑤

16. Hatte ich schon öfter mal Glück im Leben? ① ② ③ ④ ⑤

17. Schaue ich wohlgefällig auf meine Lebenserfahrung? ① ② ③ ④ ⑤

18. Wenn ich könnte, würde ich von vorne anfangen und vieles anders machen? ① ② ③ ④ ⑤

19. Erfreue ich mich am Unscheinbaren? ① ② ③ ④ ⑤

20. Habe ich das Gefühl, ich werde gut „von oben" geführt? ① ② ③ ④ ⑤

21. Vertraue ich darauf, dass etwas zu meinem Besten geschieht? ① ② ③ ④ ⑤
(Kranksein, Verlust, Enttäuschung)

22. Ich habe viele Enttäuschungen im Leben erlebt, bin ich deshalb eher misstrauisch?
① ② ③ ④ ⑤

23. Fehlt mir zu meinem Glück im Leben der ideale Mann/die ideale Frau? ① ② ③ ④ ⑤

24. Hatte ich heute schon ein Glücksgefühl? ① ② ③ ④ ⑤

67–70 Punkte
Wunderbar! Sie haben Ihr Recht auf Glücklichsein entdeckt und gehen vorwärts in Ihrem Heilungsprozess. Sie haben tüchtig Platz gemacht, Dinge geklärt und mit alten Glaubenssätzen Schluss gemacht. Sie haben die Gabe, sich an unscheinbaren Dingen zu erfreuen und machen anderen gerne eine Freude. Manchmal sind Sie froh gestimmt, ohne zu wissen, warum. Das ist gut so. Ihr großes Potenzial ist, dass Sie gelernt haben loszulassen und sagen können: Das darf gewesen sein. Machen Sie so weiter, das fühlt sich alles schon sehr gesund an!

70–73 Punkte
Sie sind zurzeit Weltmeister im Auffinden von Haaren in der Suppe. Dadurch schauen Sie zu oft auf den Mangel, auf das was (noch) nicht ist. Um Sie herum gibt es viele Menschen, die genau so das halblee-

re Glas anschauen und dadurch sind Sie oft unglücklich. Vielleicht haben Sie auch etwas erlebt, das Ihnen den Glauben an die göttliche Führung erschüttert hat. Sie meinen, kein Glück oder selten Glück gehabt zu haben. Glück hat man aber nicht, man macht es. Sie haben das Zeug dazu, Ihr Glück zu „schmieden", weil Sie genau, zuverlässig und aufrichtig sind. Sie sind eine starke Persönlichkeit und werden auch wieder ganz heil und gesund. Dazu müssen sie „nur" den Wimpel in die andere Richtung flattern lassen, wo Ihre Potenziale leuchten.

73–75 Punkte

„Mühsam ernährt sich das Eichhörnchen …" oder „drei Schritte vor, zwei zurück", so scheint Ihr Leben im Moment dahin zu dümpeln. Glücklichsein hat mit Ihrer Bereitschaft zu tun, etwas zu wagen. Sie sind vorsichtig, weil Sie schlechte Erfahrungen gemacht haben, vielleicht sind Sie auch enttäuscht worden und trauen deshalb nicht mehr jedem Menschen. Aber trauen Sie sich denn selbst? Sie zögern zu lange, den Schritt aufs Neuland zu wagen. Dabei sind Sie so begabt für Visionen, für kreative Lösungen und können auch mal „Fünf gerade sein lassen". Das macht Sie so sympathisch. Geben Sie doch auch Ihren Mitmenschen Gelegenheit, das zu entdecken. Das wird Sie glücklich und heil machen.

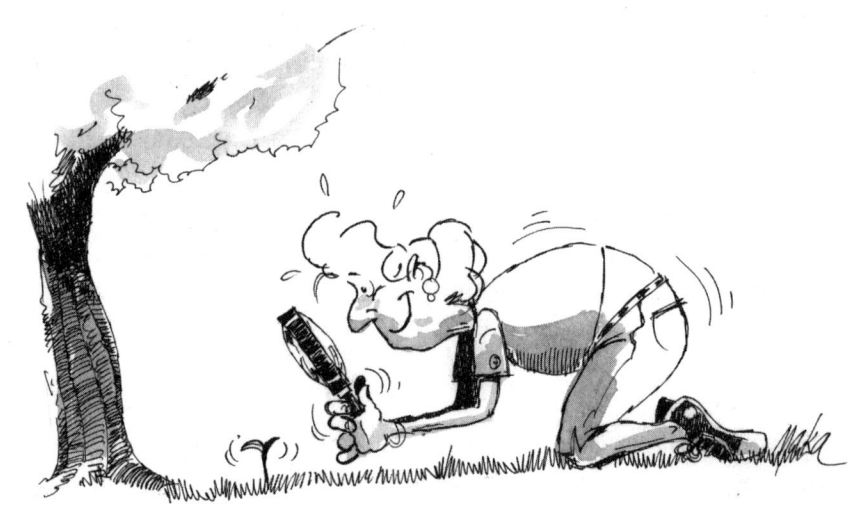

Es fehlt nicht viel zum Glücklichsein

Das können wir immer erst im Nachhinein bestätigen. Vor uns schieben wir immer einen Riesenkarren mit Erwartungen auf das große Glück, Hoffnungen auf die „Sechs Richtigen". Nachdem wir das Glück in seiner unscheinbaren und doch kostbaren Form erlebt haben, sind wir bescheidener in unseren Ansprüchen.

Wenn eine Heilung gut verläuft und jemand wieder ins Leben zurückkehrt, wird das immer als großes Glück empfunden.

Ich möchte deshalb gar nicht viele Worte über Glück und Glücklichsein verlieren, sondern Sie teilhaben lassen an dem Glück einer Patientin. Diesen Fall habe ich schon einmal in der Zeitschrift „Krebs als Chance" veröffentlicht, aber sicher kennt ihn noch nicht jeder.

Beispiel einer miasmatischen Therapie von Brustkrebs

In der Homöopathie unterscheiden wir eine Ursachenbehandlung, eine konstitutionelle und organotrope Behandlung. Die Krönung der Homöopathie ist die Ursachenbehandlung. Die Ursache nennt man Miasma (gr.: Verunreinigung), das ist sozusagen die Krankheit unter der Krankheit. Bei einer solchen Therapie muss man der Logik des Organismus vertrauen und folgen und bestimmte Mittel wählen, die tief genug in die Symptomatik reichen und zu heilen vermögen.

Macht nichts, wenn Sie nicht alle fachlichen Details verstehen. Ich kommentiere den Heilungsverlauf, so dass die einzelnen Therapieschritte deutlich werden. Zunächst ein paar Vorinformationen:

1.) Es gibt einfache und komplexe Heilungsverläufe. Das ist keine Wertung. Wie die Heilung verläuft, hängt als Erstes von der **Einsicht** und **Entschlossenheit** des Patienten ab, sich in einen ganzheitlichen Prozess, physisch, psychisch und mental einzugeben – sozusagen „ohne chemische Hintertürchen". Dann spielt die Regulationsfähigkeit des Immunsystems eine Rolle und die Bemühung des Therapeuten, der Weisheit des Organismus zu folgen.

2.) Für das Verständnis der miasmatischen Krebstherapie muss klar sein, dass das Miasma der Karzinogenie aus zwei gegensätzlichen Wirkrichtungen besteht, die man als Kreuz darstellen kann: +.

Der sykotische Anteil ist die waagerechte Achse und steht für schleichende Prozesse von Verhärtungen, für Unterdrückungen aller Art wie Hauterscheinungen, Fieber, Schweiß, Virusinfektionen, Emotionen, für die Folgen von Impfungen, sklerotischen Prozessen, Blutverdickung, Tumorbildung. Der syphilitische Anteil ist die vertikale Achse und bezeichnet die destruktiven Prozesse Gewebeuntergang, Knochenschwund, Zahn- und Haarausfall, Atrophien, totale Immunschwäche, Lähmung, Empfindungslosigkeit, Krebsgeschwüre, unterdrückte Gewalttätigkeit.

3.) Miasmatische Arzneien dienen dazu, das Kreuz der Karzinogenie zu lösen, ihre einzelnen Anteile zu behandeln, den Organismus anzuregen, seine Selbstheilungsprogramme von der schweren zur leichteren miasmatischen Ebene zu vollziehen. Dazu sind zusätzliche Maßnahmen zur Immunstimulierung und Rhythmisierung unabdingbar. Da homöopathische Mittel rhythmisch verrieben und verschüttelt werden, sind sie ideal für die miasmatische Behandlung.

4.) Krebserkrankungen stehen für unser kollektives Verhalten, die Ausnahme zur Regel zu machen, die Naturgesetze aus den Angeln heben zu wollen und die Weisheit des Organismus zu missachten.

Frau H. besucht unseren Kurs „Miasmatische Homöopathie" im November 2007 und möchte 50 Therapeuten ihre Freude darüber berichten, dass und wie sie ihre Krebskrankheit überwunden hat.
Klinische Vorgeschichte:
Vor 3 Jahren erhielt sie die Diagnose „Brustkrebs" aufgrund von einesm Knötchens von 2x3 cm in der linken Brust. Sofort: Biopsie, Operation (Brustentfernung), Chemotherapie mit 3 Zyklen, Bestrahlung. Prognose: Sie haben maximal noch 2 Monate zu leben, wenn Sie diese Therapie nicht machen.

Kommentar: Hysterische Vorgehensweise, jemand spielt Gott über Leben und Tod. Die Prognose ist das Krebsgeschwür der konservativ-onkologischen Medizin und hat in der Heilkunst nichts zu suchen. Niemand weiß, wie lange jemand lebt, wann und wie jemand stirbt. Prognose + Hysterie erzeugen die zweite Krankheit bei Krebspatienten: Todesangst, Schock des Immunsystems.

Wie sich durch die Anamnese herausstellte, neigte Frau H. ihr Leben lang zu leicht knotigen Brüsten vor der MensisMenses. Wir kennen „knotige Konstitutionen" in der Homöopathie. Jede Biopsie weckt das Miasma. Das Dreigestirn Operation, vorsätzliche Vergiftung des Organismus durch Chemotherapie und Bestrahlung gehören als Ausnahme zur Ganzheitsmedizin und sind ehrenwerte Akutmaßnahmen. Die Regel ist seit Jahrtausenden immer die HEILUNG des ganzen Menschen.

Frau H. gerät in Todesangst, fühlt sich überrollt, lässt sich auf die Behandlungen ein, verträgt die Chemotherapie nicht, gerät in eine lebensbedrohliche Kachexie (40 kg) und will nur noch sterben. Die Familie setzt sie unter Druck, die konservative Therapie durchzuhalten und allen „Firlefanz der Alternativmedizin" zu ignorieren. Sie entschließt sich entgegen der Familienmeinung zur ganzheitlichen Behandlung ihrer Krankheit und kommt mit ihrem äußerst kritischen Mann in die Praxis.

Kommentar: Die Anamnese hat ergeben: viele Krebsfälle in der Familie, die Mutter der Patientin beschuldigt sie, am Tod des ersten Kindes schuld zu sein. Die Patientin hatte im Laufe ihres Lebens mehrere Blasenentzündungen, gelben fischig riechenden Ausfluss, häufige Bindehautentzündung und gelb verklebte Augen und eine einseitige Kniearthrose. Das sind Symptome eines ererbten Trippers (hereditäre Gonorrhoe), der immer in einer Therapie dringend behandelt werden muss, weil er jede Heilung verhindert.

Die Therapie beginnt mit Carcinosinum mammae C30, der Brustkrebsnosode, um die Kreuzdynamik zu lösen. Gleichzeitig beginnt eine vitamin- und rohkostreiche Ernährung. Übungen zur inneren Abgrenzung begleiten die Einstiegstherapie. Frau H. ist sehr kooperativ; ihr Mann gewinnt Zuversicht, weil ich ihm erkläre, dass er in die ganzheitliche Therapie einbezogen wird. Ich bin auch auf seine Beobachtungen angewiesen, was sich wie bei seiner Frau verändert. Ich erkläre Frau H. das miasmatische Modell und, dass für mich jeder Krebspatient eine starke Persönlichkeit ist. Wer sonst würde soviel für andere tragen? Wer verharrt so lange in der Opferrolle und achtet nicht auf die eigenen Bedürfnisse? Frau H. versteht das und signalisiert, dies ändern zu wollen. Ihre Aufgabe besteht in den folgenden 4 Wochen darin, auf ihre Körperöffnungen zu achten, was sich dort an Symptomen zeigt. Sie sind sozusagen „Hotlines" zu inneren Organen und geben deutliche Hinweise auf syphilitische und sykotische Entwicklungen im Organismus.

Zu Beginn der Krebstherapie spreche ich keine Konflikte an, sondern bin ganz auf den Organismus konzentriert, wie er zu regulieren beginnt.

Ergebnis: Insgesamt ein gutes Gefühl, auf dem richtigen Weg zu sein. Es bilden sich Aphten im Mund, schmerzhafte Rhagaden – im Mundwinkel, an den Nasenflügeln, unter den Ohrläppchen und am After. Das sind syphilitische Symptome. Dazu taucht ein schmutzig-brauner Ausfluss auf, Brennen in der Harnröhre, Afterjucken, Blähungen trotz guten Kauens. Das sind sykotische Symptome. Der Organismus zeigte durch die verschiedenen Ebenen der Karzinogenie, dass sich die Starre gelöst hatte. Nun gab ich das bewährte Mittel, das die Kraft hat, die beiden Miasmen vollständig zu trennen und die syphilitischen Symptome zu heilen: Nitricum acidum C30. Dazu eine Enzym-Stoßtherapie mit Phlogenzym (3x4 Tabl./ Tag), um das Immunsystem zu stärken und die Sykose anzuregen (Enzyme helfen zu spalten und zu verflüssigen).

Nach 4 Wochen: keine syphilitischen Symptome mehr.

Kommentar: Jetzt war der Organismus bereit, die hereditäre Gonorrhoe loszulassen, die bei allen chronischen Krankheiten der größte Hemmschuh von Heilung ist. Ich verordnete Medorrhinum C30 (Trippernosode) im Wechsel mit Thuja C30. Thuja ist der Lebensbaum und hat die Kraft, alles an den Tag und aus dem Nebel oder Verborgenen zu holen, was die Heilung behelligt.

Nach 4 Wochen: deutliches Gefühl der Befreiung von „Altlasten". Frau H. will und kann jetzt über die emotionalen Themen sprechen, die auf ihr lasten: Angst-Sorgekonflikt mit den Kindern, Streit mit der Mutter, unerledigte Trauer und Schuldgefühle wegen des verstorbenen Kindes. „Ich habe mich überfordert und nur noch funktioniert". Intensive Abgrenzungs- und Versöhnungsübungen, rhythmische Atem- und Drüsenübungen. Gonorrhoische Symptome wandeln sich in Vitalkraft.
Miasmatische Verordnung: Lycopodium C30.

Nach 3 Wochen: alte Herpesbläschen treten an der Lippe auf und gehen, Gefühl, als wenn eine Erkältung käme. Starke Zuversicht „Egal, was kommt, ich schaffe das!" Neue Pläne für die Zukunft, ich will wieder reisen.

Kommentar: Bei den meisten Krebspatienten liegt eine unterdrückte Virusinfektion vor. Das bedeutet, virusbefallene Zellen werden von immunkompetenten Zellen nicht erkannt und eliminiert. In der Sykose kommen alte Unterdrückungen an den Tag, alles kommt in Bewegung, somit auch das gesamte Immunsystem, wodurch die virusbefallenen Zellen jetzt erkannt und eliminiert werden!
Die Anzeichen einer Erkältung weisen auf die tuberkuline, die nächst höhere Ebene.

Nach weiteren zwei Wochen hat die Patientin das Gefühl, ihre Konflikte gelöst zu haben. Sie kommt in die Versöhnung mit ihrer eigenen Familie und vor allem mit ihrer Mutter.
Körperlich tauchen ziehende Schmerzen an der Operationsnarbe auf, Ohrenschmerzen und weicher gelber Nasenschleim, dazu große Müdigkeit, Lustlosigkeit, das Haus zu versorgen, Pflichten zu erfüllen. Aber Frau H. ist darüber nicht wirklich bekümmert, sie

staunt nur, dass ihr das „ziemlich egal ist".
Ich verordne Calcium carbonicum C30 und die Veilchensalbe von
aus der Hildegard-Medizin für die Behandlung der Brusthaut.

Kommentar: Durch die intensive Versöhnungsarbeit gelangt Frau H. zunehmend aus der Starre = Sympathikotonie in die Vagotonie = Entspannung und Ruhe. Die Symptome zeigen, dass sie auf der leichtesten Ebene der Sykose angekommen ist. Sie können durch Calcium carbonicum abheilen.
Die Veilchensalbe von Hildegard macht das Narbengewebe weich.

Im Laufe von drei Wochen stellt sich eine „handfeste" Grippe ein mit Fieber, Gliederschmerzen, Schnupfen, leichtem Durchfall und leichtem Husten. Frau A. hat nur noch das Bedürfnis, im Bett zu liegen.
Ich verordne Phosphor C30 und Baccinilum C30 im wöchentlichen Wechsel.
Kommentar: Frau H. konnte bis zu diesem Zeitpunkt nicht fiebern und nur schlecht schwitzen. Das bedeutet eine Lähmung des Immunsystems. Jetzt zeigt sich Heilung auf der tuberkulinen Ebene, indem sie sich eine leichtere, immuntrainierende „Krankheit" leisten kann. Die beiden Mittel dienen zur maximalen Aktivierung des Immunsystems. Die Bettruhe bringt endlich wirkliche Ruhe in das Energiesystem.

Die Erkältung heilt in zwei Wochen aus. Frau H. ist etwas geschwächt, aber froh über diese Heilungsphase. Sie spürt die langsam aufsteigenden Kräfte. Damit im Organsystem wieder eine gesunde Proportion zwischen aeroben und anaeroben Mikroorganismen und eine noch bessere Zellatmung entsteht, verordne ich Aspidosperma quebracho D6 und eine Rizol-Therapie mit Rizol-Zeta plus Zeta-Zäpfchen.

Kommentar: Die zehnwöchige Kur mit den ozonisierten Pflanzenölen (Rizol = **Riz**inusöl + **Ol**ivenöl + andere Öle) ist eine sanfte und intensive Art, die Sauerstoffversorgung des Blutes und der Organzellen zu erhöhen, wodurch unter anderem der „programmierte Zelltod" (Apoptose) ausgelöst wird. Aspido regt dazu den Organismus homöopathisch dazu an, den Sauerstoff besser ins Blut aufzunehmen.

Im Laufe dieser Therapiephase heilt die tuberkuline Miasmenebene vollständig aus. Frau A. fühlt sich wie neu geboren und spürt die große Heilkraft des Rizols und möchte am liebsten gleich eine „zweite Runde" durchführen. Die klinischen Untersuchungen zeigen sehr gute Werte. Frau A. sagt: „Jetzt bin ich auch in Versöhnung mit meiner Brust; sie fehlt mir nicht mehr."
Ich verordne zum Abschluss der miasmatischen Therapie das psorische Mittel Sulphur C200.
Kommentar: Auch ich sehe mit meinen kritischen Sinnen eine echte Heilung, die sich niemals nur durch Laborwerte ausdrückt, sondern durch den Ausdruck des ganzen Menschen, seine körperliche, emotionale und mentale Verfassung. Frau H. strahlt eine innere Reinheit und ein Leuchten von innen aus. Die miasmatische Therapie führt den Organismus von innen nach außen an die Haut, wo ihn die Krankheit verlässt. Das unterstützt das größte psorische Mittel Sulphur.

Ich beende die Therapie mit der Botschaft: Das können Sie jetzt alleine. Das ist auch die zentrale Botschaft an das Immunsystem. Jetzt braucht die Patientin Zeit, um die neu erworbenen Lebenskraft und den neuen Lebensrhythmus umzusetzen. Ich unterscheide deutlich zwischen Therapie und kurmäßigen Maßnahmen im Frühjahr und Herbst zur Stabilisierung des Immunsystems. Frau A. hat sich dazu entschieden, einmal pro Jahr eine Rizol-Kur durchzuführen, weil sie dabei das stärkste Gefühl von Reinigung und Immunkraft hat.

Die Therapie dauerte insgesamt 5 Monate und war im September 2005 abgeschlossen. Seither erlebt Frau H., was alle Patienten bestätigen, wenn sie eine miasmatische Behandlung durchlaufen haben: Ein Infekt, eine Grippe ergreift zwar gelegentlich den Organismus, aber die immuntrainierende Krankheit dauert höchstens eine Woche!

Frau H. sprach selbstbewusst zu uns Therapeuten und machte vielen Kollegen Mut, weiterhin Krebspatienten miasmatisch bzw. ganzheitlich zu behandeln. Was uns alle durchströmte, als Frau H. ihre Geschichte erzählte, war ein großes Glücksgefühl.

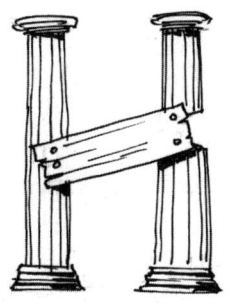

Fragenkomplex zu „Heilung"

1. Schaue ich auf das positive Potenzial meines Partners/meiner Partnerin? ① ② ③ ④ ⑤

2. Freue ich mich, dass es mich gibt? ① ② ③ ④ ⑤

3. Ich war immer für andere da. Kümmere ich mich jetzt intensiv um mich selbst? ① ② ③ ④ ⑤

4. Verwende ich positive Worte? ① ② ③ ④ ⑤

5. Fällt mir auf, wenn ich pessimistisch bin? ① ② ③ ④ ⑤

6. Sage ich mindestens einmal pro Tag DANKE? ① ② ③ ④ ⑤

7. Entscheide ich mich heute, aktiv an meiner Heilung teilzunehmen (Essen, Trinken, Bewegung, Mentalübungen)? ① ② ③ ④ ⑤

8. Glaube ich an die Kraft der Selbstheilung? ① ② ③ ④ ⑤

9. Habe ich immer meine Pflichten im Leben erfüllt?
① ② ③ ④ ⑤

10. Habe ich ein schlechtes Gewissen, wenn ich mein Tagespensum nicht erfülle? ① ② ③ ④ ⑤

11. Gehe ich ab heute in die Versöhnung mit einem Menschen, der mir Leid zugefügt hat? ① ② ③ ④ ⑤

12. Ich habe eine solche Wut im Bauch. Suche ich einen Weg, wie ich sie kreativ loswerde? ① ② ③ ④ ⑤

13. Bringe ich ab heute Ordnung in meine Wohnung?
(Entrümpeln, sich von Dingen trennen, Reinigung, Gestalten)
① ② ③ ④ ⑤

14. Sammle ich gerne alte Dinge/Bücher/Nippes/Puppen/Vasen usw.? ① ② ③ ④ ⑤

15. Tröste ich jemanden, dem es schlechter geht als mir?
① ② ③ ④ ⑤

16. Springe ich ab heute über meinen Schatten und sage meinem Partner/meiner Partnerin/Freund/Freundin, dass ich getröstet werden möchte? ① ② ③ ④ ⑤

17. Ich spüre, heute ist ein besonderer Tag. Wendet sich das Blatt?
① ② ③ ④ ⑤

18. Entscheide ich mich ab heute, schlechte Gewohnheiten loszulassen (Alkohol, Zigaretten, negatives Denken, Neid, Arbeitswut)?
① ② ③ ④ ⑤

19. Ist es wunderbar, mal ganz im Hier und Jetzt zu sein?
① ② ③ ④ ⑤

20. Bin ich immer froh, wenn ein Tag vorbei geht? ① ② ③ ④ ⑤

21. Graust es mir immer vor dem Wochenende, weil alles so leer und trostlos erscheint? ① ② ③ ④ ⑤

22. Merke ich, dass ab heute nichts mehr so wie gestern ist?
① ② ③ ④ ⑤

23. Schaue ich nach vorne auf die Lösung? ① ② ③ ④ ⑤

24. Glaube ich an meine Heilung? ① ② ③ ④ ⑤

45–70 Punkte

Könnte es sein, dass Sie öfter mal nörgeln? Es geht in Ihrer Heilung noch nicht so richtig voran, weil Sie zu viele Zweifel hegen. Sie halten Ihre Gefühle zurück, so dass Ihre Mitmenschen nicht wissen, wie es um Sie steht. Lassen Sie sich doch mal Arbeit abnehmen, verwöhnen, trösten. Das sind menschliche Züge, die Ihre Heilung schneller vorwärts bringen als alle Pillen. Sie haben große Kräfte für die Selbstheilung, weil Sie im Grunde Ihres Herzens stolz sind und ein gutes Qualitätsbewusstsein haben. Es fehlt nur die Demut des Dankens und das Vertrauen in Ihre Selbstheilungskräfte.

70–75 Punkte

Sie schauen noch nicht nach vorne, sondern zögern und klammern sich an alte Erfahrungen. Heilung heißt aber, neue Erfahrungen zulassen. Achten Sie doch mal spaßeshalber darauf, wie oft Sie am Tag das Wort „müssen" oder „schwierig" gebrauchen. Wenn Sie für jedes „müssen" einen Euro sparen und die Kontrolle eine Woche durchhalten, können Sie bald eine Weltreise buchen. Ihr Pessimismus ist wie eine Vollbremsung. Dabei sind sie vielseitig begabt, wissen viel, haben viel gelernt. Aber an der Anwendung Ihres intelligenten Wissensschatzes hapert es noch. Auch Ihre Ängste vor Stille und Alleinsein sind noch nicht überwunden und behindern den freien Fluss Ihrer schöpferischen Kraft.

75–100 Punkte

Heute ist tatsächlich ein besonderer Tag, denn Sie haben Überwindungsenergie aufgebracht, um mit sich und den Ihren in Frieden zu kommen. Vielleicht haben Sie auch eine alte unerlöste Beziehung befriedet. Vor allem aber haben Sie bei sich selbst angefangen, alte Gewohnheiten aufzugeben. Ihrer Heilung steht nichts mehr im Wege. Es ist alles noch etwas ungewohnt, den Ärger und die Wut nicht einfach rauszuschreien, dem Nächstbesten ins Gesicht, sondern wieder schöpferisch zu werden. Es ist sicher auch noch neu für Sie, ohne schlechtes Gewissen, ohne Schuldgefühle etwas nach Ihrem Belieben zu tun. Vertrauen sie weiterhin Ihrer inneren Entschlusskraft und gehen Sie auch noch die letzten paar Schritte Ihres Heilungsprozesses.

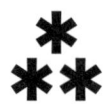

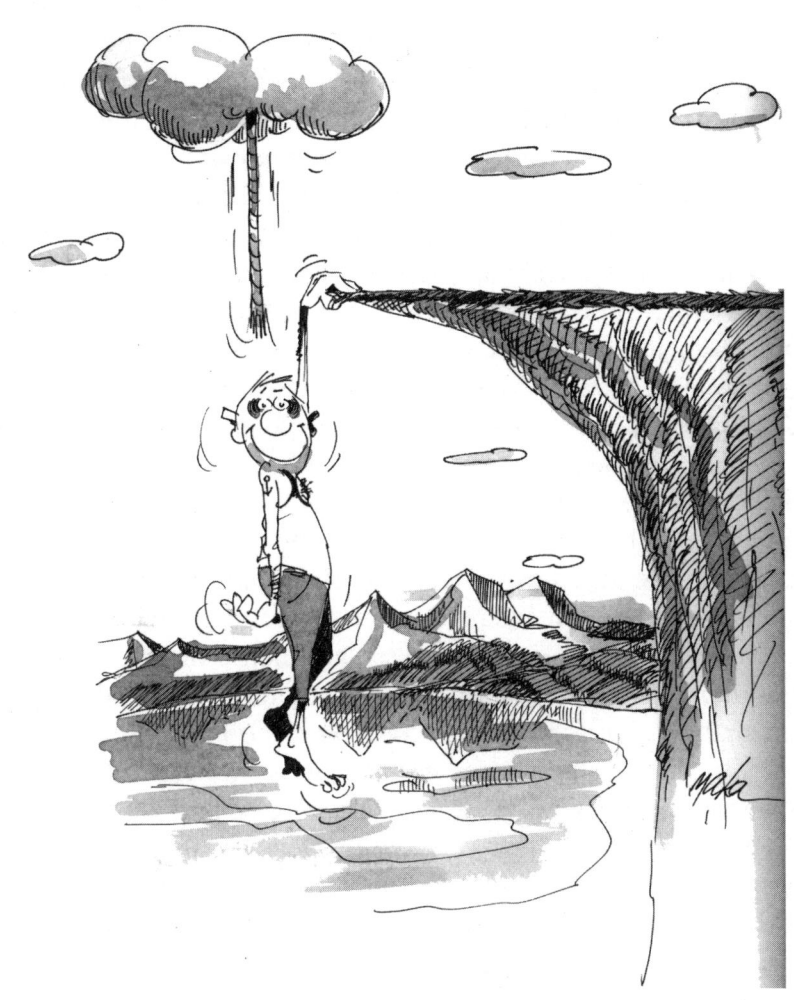

Was ist Heilung?

Ich weiß es nicht. Heilung ist für mich etwas so Mystisches, dass es sich allem intellektuellen Verständnis entzieht. Heilung ist immer möglich, das habe ich im Leben erfahren. Es gibt viele Grade des

Heilseins und Heilwerdens. Wenn ich mal dachte: Das wird sicher ein guter Heilungsverlauf, entpuppte er sich als ein einziger Hindernislauf. Wo ich dachte, da käme meine Hilfe zu spät und Heilung sei nicht mehr möglich, stand jemand wie Lazarus auf.

Als Therapeut und Heiler muss man sich intensiv mit dem Mysterium des Heilens befassen. Am besten fängt man da bei sich selber an und erlebt erst mal, was es bedeutet, sich einem Heilungsprozess hinzugeben. Nach meiner eigenen Lebenserfahrung ist es die innere Haltung:, Ja zum Leben, Ja zum Sterben, machten es mir möglich, sie im Therapieren zu verwirklichen. Wenn ich daher mit einem kranken Menschen in Kontakt komme, bin ich offen für das Spiel der Kräfte zwischen beiden Polen. Alles ist möglich: Rückkehr zum Leben und Loslassen des irdischen Daseins. Ich sehe meine Aufgabe nur darin, dieses Kräftespiel in der Patientenpersönlichkeit zu erkennen und ihm durch einfache Heilungsimpulse zu folgen. Der Grund, weshalb ich bei schweren Krankheiten keinen Unterschied in der Bewertung mache und dem Krebs nicht anders begegne als der Multiplen Sklerose oder einer Autoimmunkrankheit, resultiert aus meiner Medial- und Heilerschulung. Sie schloss sich vor nunmehr 24 Jahren nahtlos der Zenschulung an. Durch sie wurden mein innerer Halt, mein Vertrauen in die Sinnhaftigkeit der Naturgesetze und der Blick auf das Selbstheilungspotenzial gestärkt. Der Einsatz der Hellsinne erlaubt mir, ungenutzte Energiereserven wahrzunehmen. Das erleichtert mir zwar die Arbeit und stimmt mich positiv, aber keineswegs die des Patienten, der sich meistens seiner Selbstheilungspotenziale nicht bewusst ist. Hier kommt mir dann eine dritte Kraft zugute, mein Humor, die Quelle meiner Kreativität, einfache Lösungsangebote für schwierige Themen zu finden.

Auf den Punkt gebracht heißt das: Aus innerer Erfahrung weiß ich, dass eine chronische Krankheit beides bereit hält, Heilung in der Rückkehr zum Leben oder Heilung im Sterben. Heilung kann in allen Graden und unter allen Umständen stattfinden. Diese Erfahrung teile ich mit jenen Menschen, die fernab von sinnlosen Prognosen, Überlebensstatistiken und neuen Ideen der Euthanasie Sterbende begleitet haben. Wenn ich etwas im Leben gelernt habe, dann das, mich nicht vom Geschrei der Masse, von Hysterie und Wundermitteln beeindrucken zu lassen, sondern meiner Wahrnehmung und Erfahrung zu vertrauen. Und die sagt: das Einfache, Schlichte ist das Schwerste für unser Ego-Bewusstsein, weil es nichts hermacht. Einfach zu werden ist für mich ein spiritueller Weg und bedeutet tägliche Arbeit an mir selbst.

Heilung kann man nicht machen, man kann sie nur geschehen lassen. Das fällt manchmal unsagbar schwer, weil man so gerne jemandem zur Heilung verhelfen möchte. Auch als Heilerin und Medium mache ich die gleiche Erfahrung. Ist ja schön, wenn ich Selbstheilungspotenziale, Gaben, Talente und Qualitäten bei einem Menschen sehe, aber wenn sie der Mensch nicht verwirklicht, war es nur eine schöne mediale Übung.
Ich habe schon viele ergreifende Heilungsgeschichten erleben dürfen. Aber die schönste möchte ich Ihnen erzählen. Legen Sie sich schon mal einen Stapel Taschentücher bereit. So ganz ohne Tränen wird es nicht abgehen …

Frau S. meldete sich aus dem Krankenhaus. Nach einer Brustkrebsoperation (rechte Brust wurde entfernt) hatte sie angeblich eine „leichte Chemotherapie" bekommen, der zufolge ihr die Haut von den Fußsohlen abfiel und sie nicht mehr laufen konnte. Dann riet man ihr zu einer Bestrahlungsserie, die sie an den Rand des Todes brachte. Schließlich war sie auf ein kleines Bündel Mensch zusammen geschnurzelt und wartete auf den Tod.
Der kam aber nicht, der war woanders gefragt. So lag denn Frau S. im Krankenhaus auf der Intensivstation und überlegte, was sie denn mit dem „Rest" ihres Lebens anfangen könnte. Sie klingelte, die Schwester kam, Frau S. sagte, sie wolle die Klinik verlassen und sich

ganzheitlich von ihrem Krebs heilen lassen.

Sie kann nach Hause und bekam Hausbesuch von einer Heilpraktikerin, die gerade bei mir auf einem Kurs gewesen war. Ein Termin wurde anberaumt, Frau S. wurde in meine Praxis gefahren und vor mir saß eine stolze Dame mit englischem Akzent. Sie war Australierin und vor 25 Jahren mit ihrem deutschen Mann nach Deutschland gekommen. Aber sie war nie glücklich in unserem vergleichsweise kleinen Land geworden und als ihr Mann starb, war sie einsam und wurde schwer krank: Brustkrebs. Es war der 72-jährigen Patientin sofort klar, dass der Krebs etwas mit der tiefen Trauer und Resignation zu tun hatte, aber sie sah auch keinen Weg, den Konflikt zu lösen.

Also fingen wir ganz vorne an: körperlicher Aufbau durch gesunde und reichliche Nahrung, Enzymtherapie und als miasmatisches Mittel Carcinosinum mammae C30. Sie wollte unbedingt gesund werden. Ich fragte: warum?

„Ich träume davon, wieder nach Australien zurück zu kehren. Dazu muss ich aber wieder fit sein. Ich möchte wieder die Kakadus schreien hören und spielen sehen, die Wüste atmen, heilige Plätze im Outback aufsuchen."

Der Glaube an die Heilung war so stark, dass Ungewöhnliches geschah. Carcinosinum, dann Arsenicum album, Thuja, Lycopodium waren die Mittel, die die Füße abheilten und die schweren Brandwunden auf der gesamten Brust; sie hatte schwarz-rote, riesige eiternde Schwären, die zu allem Übel auch noch verheerend stanken. Die Wunden verheilten, Frau S. konnte wieder laufen. Sie hatte nach 3 Monaten 6 kg zugenommen, auch die Haare waren schnell nachgewachsen, so dass sie keine Perücke mehr tragen musste.

Wir hatten wöchentlich Kontakt. Ich war sehr vorsichtig mit Zukunftsgedanken und folgte nur dem Organismus mit seinen Selbstregulationen und Energiereserven. Davon schien sie viel zu besitzen. Es tauchte die Frage auf, ob eine klinische Untersuchung notwendig sei. Ich war nicht davon begeistert, aber Frau S. entschied sich, sich von Kopf bis Fuß in einer onkologischen Klinik untersuchen zu lassen.

Das Ergebnis selbst war nicht das Niederschmetternde, aber ich habe selten eine so unmenschliche Art erlebt, wie die Patientin fertig gemacht wurde. Sie hatte einen kleinen Tumor in der linken Brust und Metastasen in der Leber. Es hieß, sie solle mit dem „Quatsch der Homöopathie" aufhören, schnellstens die andere Brust wegoperieren lassen, auch noch weitere Lymphknoten und eine Chemotherapie anschließen. „Wenn Sie das nicht machen, gebe ich Ihnen höchstens noch 4 Wochen, also seien Sie vernünftig", so der O-Ton eines Onkologen.

Die Patientin wehrte sich tapfer und lehnte die Operation ab. Sehr unfreundlich wurde sie aus dem Krankenhaus entlassen: „Das machen Sie aber auf eigene Verantwortung. Ich habe Sie gewarnt!".

Sie kam in einem völlig desolaten Zustand in die Praxis und verlor allen Mut. Ich schwieg lange und hörte nur zu. Schließlich fragte ich sie: Was ist mit Australien?

„Ach, Australien, das schaffe ich nie!"

„Und was ist mit den Kakadus?"

„Die werde ich nie wieder hören"

„Oh, dear, das hört sich aber sehr pathetisch an!"

Frau S. musste lachen. „Ja, vielleicht haben Sie Recht. Packen wir es wieder an."

Das Wunder geschah, Frau S. wurde wieder zuversichtlich. Mit Sepia und Linum usitatissimum rückten wir dem kleinen Knoten zu Leibe. Er ging kurzerhand. Wegen der Metastasen empfahl ich noch einmal eine Stoßtherapie mit Enzymen. Wir waren uns einig, vorerst auf eine klinische Untersuchung zu verzichten. Es ging Frau S. soweit wieder gut, sie hatte keine Schmerzen, die Haut heilte noch besser ab. Es gab nur noch eine kleine Stelle, die „suppte", aber es roch nur noch muffig, nicht mehr nach Verwesung.

Der Sommer kam und mit ihm mein Urlaub. Frau S. hatte meine

Telefonnummer, für alle Fälle.

Nach 2 Wochen kam ihr Anruf, auf einmal seien heftige Schmerzen rechts im Leberbereich aufgetreten, dazu Fieber und Schweißausbrüche. Ich versicherte Frau S., dass dies gute Zeichen des aktivierten Immunsystems seien. Tatsächlich gingen die Symptome von alleine wieder weg.

Ich kam nach Hause und erhielt die frohe Botschaft, dass die beantragte Reha-Kur in einer anthroposophischen Klinik genehmigt worden war. Frau S. fuhr also in diese Klinik, wurde dort untersucht und gleich wieder nach Hause geschickt. Die großflächigen Hautnarben, die kleine suppende Stelle und der von Chemo- und Strahlentherapie geschundene Leib – nein, dafür wollten sie keine Verantwortung übernehmen. Man hatte zwar die Unterlagen der Patientin studiert, aber das Ausmaß der Schädigungen habe man doch erst bei der Untersuchung einschätzen können.

So fuhr die alte Dame nach Hause, resigniert und verzweifelt. Sie fühlte sich wie eine Ausgestoßene. Telefonate hin und her brachten keine Klärung. So empfahl ich ihr, mal für zwei Wochen in eine andere mir bekannte anthroposophische Klinik zu gehen und sich zu regenerieren.

Diesmal hielt man sich zwar nicht über die Hautschäden auf, dafür machte man der Patientin klar, dass sie keine homöopathischen Mittel nehmen dürfe, die nicht vom Klinikarzt ausgewählt wurden. Damit war ich einverstanden. Ich hatte nur einen Gedanken: Hoffentlich kann die arme Frau endlich mal zur Ruhe kommen!

Der Wunsch wurde erhört. Es vergingen zwei harmonische Wochen, in denen Frau S. mal im Park spazieren ging, mal eine Abendveranstaltung besuchte und mal das Angebot einer kreativen Psychotherapie annahm.

Sie rief mich an und es entspann sich folgender Dialog am Telefon. Der Klarheit halber habe ich die Worte der Patientin in Schrägdruck geschrieben.

Der Psychologe fragte mich, ob ich das Problem im Krebs erkenne.

Ich sagte ihm, das würde mich gar nicht mehr so sehr interessieren. Ich wollte nur einfach glücklich und zufrieden sein und die restliche Zeit meines Lebens in Frieden leben.
Und?
Damit war der Psychologe nicht zufrieden.
Und?
Da fing ich an zu graben. Und da kam soviel Schmerz hoch. Ich schaffe das nicht.
Hören Sie auf Ihre innere Stimme.
Die sagt, ich soll das lassen.
Sehr klug. Lassen Sie den alten Kram los. Hängen Sie ihn an einen Ballon und lassen ihn wegfliegen.
Oh ja, das tue ich.

Am nächsten Tag:
Das war gut. Ich habe den Termin beim Psychologen abgesagt. Ich habe ihm gesagt, dass ich meine Probleme gerade per Ballonpost abschicke.
Das nenne ich mal kreativ. Schön, und wie geht es Ihnen damit?
Tut gut. Es wird alles so leicht.
Ja, das ist gut.
Schön, dass Sie hier neben mir am Bett sitzen.
Ja, das war ganz leicht, zu Ihnen herüber zu fliegen.
Hören Sie die Kakadus?
Noch nicht deutlich.
Kommen Sie, ich zeige Ihnen einen schönen Energieplatz dort beim Urulu-Berg.
Ich folge.
Oh, wie wunderbar ist die heiße Sonne. Ich spüre den Wind, den Heimatwind.
Atmen Sie ihn tief ein.
Ich bin wieder zuhause.
Wunderbar!

Ja, wunderbar. Strahlen küssen meine Haut,
herbe Düfte altehrwürdiger Kräuter nähren mich.
Da, sie kommen, die Scharen von rosa Kakadus. Lauschen Sie!
Ja, ich lausche, ich höre wie sie sausen, krächzen und sich niederlassen.
Ha, ha, ha, wie sie herumtollen, diese Clowns. Kommen Sie mit, ich
zeige Ihnen die lustigsten Vögel, die Little Corellas, die wahren
Akrobaten.
Wo? Ich sehe sie noch nicht.
Hier, ganz nahe. Look their play, their grace. What a wonderful life!
Yes, what a wonderful life!
Can you see me how I spread my wings?
Yes, I do.
Feel the sky, the lovely breeze
Bird's wings touch me on my way
Wings, wings everywhere.
See, they come so close.
Ich folge Ihnen, ich bin beflügelt. Ja, ich sehe es jetzt. Ihre Seele
fliegt.
Look, that old coat over there, was me.
Ja, streifen Sie den alten Wintermantel ab. Gehen Sie ins Licht.
Yes, I do, my light, my sun, my home. Oh, I am so happy!
I feel with you. Be happy and leave your old life.
Das Leben geht und ich bin ganz im Here and Now.
Wunderbar!
See all that light, these wings and listen to the eternal songs of the
birds.
I do.
I am singing, swinging,
Rainbows round the bend,
How lovely.
Are you still there?
Yes, I am very close to you.

That makes me peaceful. Oh, there my husband comes. He isn´t dead!

Oh no! He is still alive in your dimension.

And all these nice people ready to join me ...

Yes, it is nice to be welcomed by friends, isn´t it?

Birds, again many birds ...

I spread my wings ... here in Australia ... I am at home ... ... lovely home ...

Frau S.?

Schweigen.

Frau S. starb bei vollem Bewusstsein und ließ den „alten Wintermantel" los.

Am nächsten Morgen erfuhr ich von der Klinik, man habe noch nie ein so schön strahlendes Gesicht eines Verstorbenen gesehen.

Heilung ist ein ganzheitlicher Prozess

Bleiben wir noch ein wenig beim Thema Krebs. Krebs fordert wie alle Seuchenkrankheiten viele Tote. Das müssen wir uns klarmachen. Natürlich suchen und finden wir Lösungen, um Krebs wie jede andere schwere chronische Krankheit auch zu behandeln. Das Problem ist auch nicht die Krankheit selbst, sondern der konservative, engstirnige Umgang mit ihr. Er ist von gleicher destruktiver Natur wie die Krankheit selbst. Das will sagen: der eigentliche Grund, warum wir in 150 Jahren nicht längst der Verbreitung von Krebs Herr geworden sind, liegt an der negativen Resonanz. Die Krebszellen werden als Feinde betrachtet, ihre Behandlung ist eine Kriegserklärung an das Immunsystem. Klar, da gehen auch Krebszellen zugrunde, aber eben auch die wunderbaren immunkompetenten Zellen. Es werden ausgerechnet die intelligenten Helfer totgeschlagen. Sicher, das ist als Ausnahme auch ein gangbarer Weg, hat aber mit Heilung nicht das Geringste zu tun. Das apparative Riesenaufgebot der konventionellen

Onkologie verführt dazu, die damit verbundenen Diagnosemöglichkeiten schon als Heilung zu bezeichnen. Eine genaue Diagnose hat zweifelsfrei ihren Wert. Sie ermöglicht die Auswahl der passenden Behandlung. Aber die Heilung ist das Wesentliche. Heilung kann ohne Diagnose auskommen, aber Diagnose nicht ohne Heilung. Der gigantische Überbau onkologischer Diagnoseverfahren ist aus der Sicht der Ganzheitsmedizin, die ja die älteste in der Menschheitsgeschichte ist, eine Kompensation fehlender Heilung. Sie wird aus Angst vor dem Tod, aus Hilflosigkeit und Ratlosigkeit gespeist. Ihr Kern geht von einem Feindbild aus, das der um jeden Preis bekämpft und vernichtet werden muss. Nicht der ganze Mensch steht im Mittelpunkt, sondern nur ein Teil von ihm, nämlich der Tumor, der Krebs, die Krebszellen. Eine teilweise Heilung gibt es aber nicht. Dieses Verhalten entspricht genau den Krebszellen; auch sie demonstrieren etwas Ausschließliches: Überleben um jeden Preis, wenn es sein muss, auch ohne Sauerstoff. Das ist der primitive Aspekt des alten Immunsystems in uns. Wir haben uns als Menschen aber weiter entwickelt – wenn wir das auch nicht immer merken und nutzen. Unser „modernes" Immunsystems ist seit ein paar Millionen Jahren sauerstoffabhängig.

Wir verfügen über vier Atmungsmöglichkeiten: Lungen, Zellatmung in den Mitochondrien, Haut und Kapillarsystem, wo der Gasaustausch stattfindet. Das alles liegt bei Krebs brach. Um die lebensnotwendige Vierfachatmung wieder anzuregen, brauchen wir intelligente Lösungen. Das heißt, einen Heilungs-PROZESS. Heilung erfasst den Menschen auf allen Seinsebenen gleichzeitig, wenngleich auch in verschiedenen Graden. Heilung ist Wandlung und die braucht Zeit für solche intelligenten Prozesse wie Einsicht, Bereitschaft zur Veränderung im Denken, Fühlen und Handeln. Ein Geheilter ist ein Verwandelter im Bewusst-Sein, im bewussten Dasein in diesem Leben, an diesem Platz, in dieser Zeit. In einem Heilungsprozess können sicher auch einmal drastische Maßnahmen wie Operation, Giftbehandlung und Bestrahlung notwendig sein. Da diese Bereiche der Heilkunst aber allenfalls reparieren und ihre große Stunde in der Akutbehandlung haben, können sie nicht die Regel einer Heilung ausfüllen, egal, wie gigantisch und dominant sie aufgebaut werden. Krebs ist eine chronische Krankheit. Wie das Wort „chronisch" sagt, geht es um Zeit (chronos = gr.: Zeit), um eine meist lange Zeitspanne des Krank-WERDENS. So wie die chronische Krankheit ein hoch differenzierter Prozess ist, in dem immer wieder zwecks Überleben kompensiert wird, kann Heilung auch nur im Prozess geschehen, also in einem Zeitverlauf. Wären die kriegerischen Maßnahmen gegen Krebs tatsächlich DIE Lösung, hätten wir keinen überwältigenden Zuwachs chronischer Krankheiten, die immer komplizierter, komplexer und destruktiver werden. In der Ganzheitsmedizin befassen wir uns ähnlich wie nach einem Krieg nicht nur mit der Ursache der eigentlichen Krankheit, sondern mit endlosen Aufräumarbeiten, mit den Folgen des Kriegsschauplatzes.

Kennen Sie ein einziges Beispiel in der Menschheitsgeschichte, wo Krieg ohne Zerstörung ausging? Ich nicht. Wo ich hinschaue, sehe ich lange Blutspuren durch wahnhafte Glaubenssätze, Ausgrenzung des Andersartigen und brutale Tötung. Das Gesetz des Krieges ist das Töten. Wenn das vorbei ist, sollte das Gesetz des Friedens in Kraft treten. Krieg kann schnell geschehen, weil wir Menschen viel Aggressionspotenzial haben. Nutzen wir es destruktiv, ist Krieg angesagt. Nutzen wir es konstruktiv, erschaffen wir fantastische Künste und höchste Spiritualität.

Wenn ich diese unsere menschliche Eigenschaft tolerieren möchte, um gute Ideen für Heilungsimpulse zu haben, gehe ich immer wieder beim Immunsystem in die Lehre. Es hat die Aufgabe der Unterscheidung von Selbst und Fremd, von Ich und Du. Das Du kann mir freundlich oder feindlich gesinnt sein. Je besser ich an meinem Ich arbeite, beachte, was mir gut tut und was nicht, wenn ich ausreichend mein Qualitätsbewusstsein lebe, kann ich mit einem feindlichen Du ganz anders umgehen. Ich kann es einschätzen und INTELLIGENTE Lösungen finden. Unser Immunsystem ist unglaublich intelligent. Es hat den höchsten nur denkbaren Intelligenzquotienten, verfügt über radikale Möglichkeiten, das zu eliminieren, was dem Organismus schadet. Oberste Priorität ist ein gesundes Leben, ein gesunder, handlungsfähiger Organismus, der elastisch und kreativ mit äußeren Einflüssen umgehen kann. Die äußeren Einflüsse sind ja nicht immer nur positiv. Die Haut ist der Treffpunkt der Entscheidung, was darf rein, was nicht, was muss auch selbstbewusst mit einem klaren NEIN abgewehrt werden. Unser Immunsystem ist positiv aggressiv, denn das Ziel seines Kampfes ist, dass es dem Ganzen besser geht, wenn Eindringlinge erkannt, aufgefressen und die Speisenreste sorgfältig verstoffwechselt werden, so dass die Flussläufe von Blut und Lymphe wieder ungehindert fließen. Das nenne ich gesunde Aggression, nach deren Taten es allen besser geht: dem Körper, den Emotionen, den Gedanken, kurzum: dem ganzen Menschen.

Ausgerechnet diese intelligenteste Einrichtung des Organismus zu zerstören , handlungsunfähig zu machen, lahmzulegen, zu verseuchen und dann noch zu hoffen, dass der Mensch wieder gesund wird, erfordert mehr Glauben als an den Nikolaus und Osterhasen zusammen.

Die primitive Behandlungsformel Symptom + chemische Bombe = Symptom weg = Heilung entspricht nicht den Gesetzmäßigkeiten von Heilung. Diese pharmaunterstützte Behandlung repariert allenfalls, aber im Wesentlichen unterdrückt sie. Chemische Keulenschwünge sind in der Not angebracht, jedoch nicht als Regel. Außerdem vermittelt einem die „Symptom-ex-Formel" die Vorstellung, Symptome würden irgendwohin verschwinden. Sie verwandeln sich. Wenn sie unterdrückt werden, bedeutet das, sie werden nicht über die natürlichen Ventile des Organismus (Schweiß, Fieber, Haut, Darm) ausgeschieden. Der Druck geht nach innen, weshalb wir besonders in der Homöopathie darin geschult sind, die „Reise einer Krankheit" zu erkennen. Seit 200 Jahren ist bekannt: Werden Hautsymptome chemisch unterdrückt, reagiert oft das Atemsystem.

Auf Hautekzem folgt Asthma. Wird das Asthma unterdrückt, reagiert oft der Nierenfunktionskreis. Da die Nieren lebenswichtige Organe sind, ist die Folge von unterdrücktem Asthma deutlich schwerwiegender. Sehr häufig taucht dann eines Tages ein Krebs auf, eine äußerst negativ-kreative Krankheit mit einem großen Zerstörungspotenzial. Wird auch er chemisch angegriffen, sind die Kompensationsmöglichkeiten des Organismus erschöpft und als Lösung bleibt nur noch der Tod.

Das ist kein guter und schon gar kein intelligenter Weg. Unterdrückung kann keine Heilung bewirken, nur palliativ im Moment reparieren. Reparatur ist bei chronischen Krankheiten wie Krebs eine Notfallmaßnahme.

Wenn man es genau betrachtet, sind die meisten chronischen Krankheiten hausgemacht. In der Ganzheitsmedizin behandeln wir meistens die Folgekrankheiten von chemischem Unterdrückung oder Lähmungen des Immunsystems durch Impfung, Chemos, Strahlen und die unzähligen Anti-s. Es entstehen durch Dauereinnahme so genannte „Nebenwirkungen", die sich zu eigenen Krankheiten ausweiten.

In der Pharmamedizin betrachtet man aber immer nur ein Segment des Organismus. Hat der Hautarzt das Ekzem weggebracht durch Cortisonsalbe, betrachtet er den Fall als erledigt. Folgt nun das Asthma, muss der Patient zum Lungenfacharzt, der ihm ein chemisches Asthmaspray verordnet. Die Atemnot verschwindet, kommt aber immer wieder. Die Tatsache, dass überhaupt die Atemnot verschwindet, reicht, um den Patienten als „geheilt" zu entlassen. Tauchen als Folge Nierenprobleme auf, ist der Urologe dran. Kommt man der Nierenentzündung oder Niereninsuffizienz nicht chemisch bei, wird die Dialyse verordnet usw.

Jeder Facharzt tut sein Bestes aus der Sicht seines Fachbereichs. Was fehlt, ist das Erkennen von Zusammenhängen. In der Ganzheitsmedizin decken wir die Reise in immer tiefere Schichten des Organismus auf und behandeln die Ursache. Daher hat ein

Heilungsprozess Gesetzmäßigkeiten. Der Organismus heilt sich von innen nach außen. Um bei dem Beispiel zu bleiben: die Nieren als lebensnotwendige Organe stehen zuerst im Mittelpunkt der Therapie. Erstarken sie, entgiften sie wieder, taucht das alte Asthma wieder auf. Nun behandeln wir das Atemsystem. War da jemals eine Hautunterdrückung, kommt auch diese wieder ans Tageslicht und bedarf der Behandlung. Die Logik der Heilungsreise geht nicht nur von innen nach außen, sondern auch von der schwerwiegenden Ebene auf eine immer leichtere. Die Haut ist in solch einem Heilungsprozess immer die leichteste Ebene. Wir sagen deshalb: Die Krankheit verlässt den Organismus über die Haut.

Es wird noch eine gute Weile dauern, bis wir in der Medizin die besagte Primitivformel aufgeben. Das erfordert auch das Aufgeben von viel Geld. Mit Krebs & Co kann man viel Geld verdienen. Ganzheitliches Heilen ist der Weg der Einfachheit und augenfällig preiswerter.

Wenn ich mir die Kapriolen und komplizierten Häkelmuster unseres Gesundheitssystems anschaue, drängt sich mir der Eindruck auf, als hätte man gar kein Interesse daran, dass Therapien preiswerter und einfacher werden. Es geht weder in der Pharmaindustrie, noch in der Pharmamedizin um den Menschen im Patienten. Es geht ums Geldverdienen. Ich weiß, dass diese Gedankengänge unbequem sind. Ich kann es Ihnen als Leser nicht ersparen. Zum Wohl der Patienten bin ich gerne unbequem. Ich habe gelernt, in unserer Gesundheitspolitik das Märchen von „des Kaisers neue Kleider" zu erkennen oder die Shakespeare-Komödie „Viel Lärm um Nichts". Ich lasse mir auch kein X für ein U verkaufen. Es werden immer mehr in den Kreisen der Ganzheitsmedizin, die das Tragisch-Komische des „Antibiotischen Theaters" durchschauen und wieder zurückfinden zum Wesentlichen: zum Heilen, zum Erkennen von Zusammenhängen, zu den Naturgesetzen, wie sie der menschliche Organismus widerspiegelt. Der Erfolg in Gestalt von Heilungsprozessen findet in der Ganzheitsmedizin statt, nicht auf dem Pharmamarkt. Das finde ich außerordentlich erfreulich!

Was zur Ganzheitsmedizin gehört?

Alle Heilungsmethoden, die nichts unterdrücken. Alle Heilmethoden, die den ganzen Menschen behandeln, die die Gesetzmäßigkeiten von Krankwerden und Heilwerden beachten und die genialen Selbstregulationen des Organismus anregen. Die Anti-s, Operation, Bestrahlung und Chemos usw. gehören als Akut- und Notfallhilfen dazu.

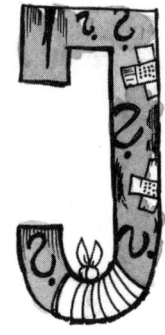# Fragenkomplex zu „Ja"

1. Sage ich oft Ja, obgleich ich Nein meine? ①　②　③　④　⑤

2. Sage ich Ja zu meinem Leben? ①　②　③　④　⑤

3. Schaue ich lieber auf meine Schwächen als auf meine Stärken?
①　②　③　④　⑤

4. Bin ich oft unzufrieden mit mir? ①　②　③　④　⑤

5. Bin ich oft unzufrieden mit meinem Mann/meiner Frau?
①　②　③　④　⑤

6. Bin ich schnell beleidigt? ①　②　③　④　⑤

7. Teile ich meinem Partner/ meiner Partnerin meine erotischen
Bedürfnisse mit? ①　②　③　④　⑤

8. Spüre ich einen inneren Halt, egal, was im Leben passiert?
①　②　③　④　⑤

9. Habe ich einen Freundeskreis, in dem ich so sein darf, wie ich bin? ① ② ③ ④ ⑤

10. Sage ich Ja zu mir, so wie ich bin? ① ② ③ ④ ⑤

11. Nehme ich klaglos mein Leiden klaglos hin? ① ② ③ ④ ⑤

12. Ist es für mich in Ordnung, dass ich mich nicht verwirklichen konnte? ① ② ③ ④ ⑤

13. Gönne ich mir ab und zu eine Wellness-Woche? ① ② ③ ④ ⑤

14. Empfinde ich mich als unattraktiv? ① ② ③ ④ ⑤

15. Rege ich mich schnell über Kleinigkeiten auf? ① ② ③ ④ ⑤

16. Lege ich Wert auf eine gepflegte äußere Erscheinung?
① ② ③ ④ ⑤

17. Trage ich mein Leiden mit Fassung, wenn ich krank bin?
① ② ③ ④ ⑤

18. Jammere ich viel und bin unausstehlich, wenn ich krank bin?
① ② ③ ④ ⑤

19. Sage ich Ja zu meinen erotischen Bedürfnissen? ① ② ③ ④ ⑤

20. Spiele ich meinem Partner/meiner Partnerin Lust und Leidenschaft vor, obgleich ich keine habe? ① ② ③ ④ ⑤

21. Bin ich orgasmusfähig und erfreue mich daran? ① ② ③ ④ ⑤

22. Kann ich mich im Liebesspiel gehen lassen? ① ② ③ ④ ⑤

23. Bin ich als Kind mal beim „Doktorspiel" überrascht und ausgeschimpft worden? ① ② ③ ④ ⑤

24. Stehe ich zu meinen erotischen Bedürfnissen in meinem Alter? ① ② ③ ④ ⑤

67–70 Punkte

Eigentlich sind Sie kerngesund! Sie haben sich gefragt, wie konnte ich in den „Schlamassel" rein geraten?! Ja, nun ist es vorbei, Sie haben ein paar Blessuren einstecken müssen, aber auch eine Lektion des Lebens gelernt. Die Lust am Leben ist wiedergekehrt und am Horizont zeigt sich ein neues Ziel. Sie haben lange gezögert, aber jetzt tun Sie (endlich) was für sich, achten auf Ihr Äußeres und sagen Ja zu sich selbst. Nach der langen Leidensphase, in der Sie sich mehr um andere als um sich selbst gekümmert haben, fühlen Sie, was Gesundheit ist. Es ist das Gleichgewicht Ihrer Kräfte. Sie müssen nicht mehr jeden Tag „fit" sein. Jetzt fließen Sie <u>mit</u> der Lebensenergie und nicht mehr gegen sie.

70–72 Punkte
Kurz vor dem Ziel hinterfragen Sie Ihren Heilungsweg. Sie haben immer noch ein wenig Angst, Ihre Fassung zu verlieren und sich der Lust zum Leben ganz hinzugeben. Sie schweben in der Gefahr, im Leiden eine Eigenfunktion zu finden. Man hat sich um Sie gekümmert, man hat Sie bedauert und getröstet. Jetzt sind Sie fast gesund und nun stehen Sie nicht mehr im Mittelpunkt des Interesses. Das ist die Falle, die Versuchung. Seien Sie sicher, Sie dürfen auch weiterhin Aufmerksamkeit, Mitgefühl und Zuwendung erleben, aber ohne den Preis einer Krankheit. Sie sind genau so begehrenswert wie jeder andere Mensch auch. Sie müssen es nur zulassen, sich selbst zu mögen.

72–75 Punkte
Eines Ihrer Lieblingswörter scheint „Jein" zu sein. Sie wirken (noch) wie ein Blatt im Wind und können sich nicht entscheiden, welchen Weg Sie gehen wollen. Ihre Gabe des Abwägens und der Umsicht nutzen Sie nur, um zu zögern, sich zurück zu ziehen. Sie sind noch zu oft unzufrieden mit sich und den Mitmenschen. „Soll ich mir eine Auszeit gönnen oder nicht?", geistert durch Ihren Kopf. Sagen Sie einfach mal spontan Ja oder Nein. Sie können im „Jein" nichts bewegen und verändern. Heilsein ist aber die Folge eines eindeutigen Entschlusses, etwas zu ändern. Warum nicht jetzt gleich damit beginnen?!

Das Ja zu mir selbst

Oh je, wird jeder stöhnen, das ist harte Arbeit! Wo wir doch von Kindesbeinen an lernen, nur ja nicht im Lichtkegel des Erfolges zu schwelgen, sich toll zu finden und Lob einzuheimsen. Die Lektionen der Selbstverleugnung und Selbstverkleinerung haben wir so gründlich gelernt, dass die meisten Menschen deswegen in Therapie müssen. Wir haben uns sorgfältig unsere Krankheiten heran gezüchtet, damit sie auch lange halten. Sich klein machen, fertig machen durch Schuldgefühle, schlechte Zeugnisnoten und bestrafen für all das, was wir im Leben nicht erreicht haben – das macht richtig gut krank. Ein normales Kind vor dem Schulalter würde hierzu sagen: Ist doch blöd! Es gibt aber kaum noch normale Kinder, das ist besonders blöd, denn dadurch fehlt uns der Narrenspiegel, den Kinder uns vorhalten, wenn wir uns so selbstverachtend verhalten.

Tja, was ist da zu tun? Wie kommen Sie aus der negativen Selbst-Konditionierung heraus? Wie unterscheiden Sie die Ja-Sagerei = Schönfärberei vom Ja-Sagen und die negative Selbstbeurteilung vom Nein-Sagen?

Sie wissen, dass wir als Kleinkinder die so genannte „Trotzphase" durchlaufen und auf alles, was uns von außen geboten wird, erst mal Nein sagen. Das ist eine enorm wichtige Phase, weil wir uns dadurch nach außen abgrenzen und unterscheiden lernen zwischen Selbst und Fremd, Ich und Du – ganz so wie unser Immunsystem körperlich arbeitet. Was gehört zu mir, was nicht, bis wohin reicht mein Ich, wo fängt das Du an?

Eine chronische Krankheit, mit Krebs eng verwandt, ist die Multiple Sklerose. Sie ist genau so schwer zu therapieren wie Krebs, nur macht man nicht so ein hysterisches Brimborium darum, operiert nicht gleich mal alle Nerven weg und bestrahlt den Rest des Körpers, weil das nämlich zu auffällig direkt in den Tod führen würde. Was man klinisch von dieser Krankheit verstanden hat?

* Die Ursache ist unbekannt
* Entmarkung der Nervengefäße
* Markscheidenzerfall,
* Gliawucherung
* Verdickung der Gefäße

Ohne jetzt zu tief in die Physiologie des Nervensystems einzudringen, haben Sie sicher schon gehört, dass wir als Zentralnervensystem (ZNS) die Verbindung von Gehirn und Rückenmark bezeichnen. In den Nervenfasern sind graue Zellen, die wie ein Schmetterling geformt sind und für das Zustandekommen von Reflexen zuständig sind. Dieser „Schmetterling" trägt einen Mantel, das ist die „weiße Substanz" und besteht aus markhaltigen Nervenfasern, die elektrische Impulse von der Peripherie zu den höheren Gehirnregionen leiten und von dort die Impulse wieder an die Peripherie. Dieser Mantel, so könnte man sagen, funktioniert wie ein Leitungsapparat, der ständig Gehirn und Rückenmark miteinander verbindet. Das sind die durchziehenden Nervenbahnen, genauer die Fortsetzung der Nervenzellen. Die Nervenzellen in Schmetterlingsgestalt innen sind die Umschaltstationen für die Reize, die rein und raus kommen. Was verbinden wir denn draußen in der Natur mit dem Schmetterling?

Die Natur ist weise und gibt ihren Formen immer auch einen geistigen Inhalt. Der Inbegriff der Sorglosigkeit, Schönheit und Freiheit ist der Schmetterling. Er ist leicht und gaukelt zwischen Himmel und Erde. Er ist eines der treffendsten Symbole für diese Vermittlerrolle als Luftwesen. Ohne den Energieträger Luft verliert der Schmetterling seinen Sinn. Die Luft ist DAS Element der Kommunikation.

Wenn wir das auf das Krankheitsbild der Multiplen Sklerose übertragen, fällt uns da einiges auf:

Sind die Markscheiden der Nervenfasern entzündet, quellen sie auf und beginnen sich schließlich aufzulösen – ein destruktiver Prozess mit fatalen Folgen. Das alles führt zu Erstarrungen, die wiederum die Folge von Ablagerungen in den feinen Gefäßen sind. Diesen Prozess nennt man „Sklerotisierung". Multiple Sklerose heißt übersetzt: Mehrfache Gefäßverhärtung. Es sind ja nicht nur die Nervenfasern, die unelastisch werden und verhärten, sondern es folgen die feineren Blutgefässe. Nicht allein, dass die Kommunikation zwischen Oben = Kopf und Unten = Rückenmark nicht mehr funktioniert. Es sind die höheren Gehirnregionen betroffen, durch die es möglich wird, die Reize emotional umzusetzen. Drei Dinge werden hier gravierend gestört:

*   Denken – Fühlen – Handeln
*   Kreatives vernetztes Denken
*   Ausdrücken, was man fühlt und sagen, was man meint

Da die „Hotline" Oben-Unten gestört ist, fehlt etwas Zentrales, die Luft zum Atmen, im physischen wie im übertragenen Sinne. Menschen mit Multipler Sklerose sind extrem kurzatmig; es fehlt jeglicher Atemrhythmus und Bewegungsrhythmus der Arme, Beine und Gesichtsmuskeln. Sie wirken erstarrt, wie fremd in ihrem eigenen Körper. Sie wirken auch als Erwachsene wie große Kinder. Sie sind in einer Phase der Entwicklung stehen geblieben, obgleich sie äußerlich natürlich Entwicklungen durchlaufen haben, einen Beruf ausfüllen und intelligente Leute sind, was die intellektuellen Fähigkeiten angeht.
Aber der Körper weiß alles und vergisst nichts. Eine Krankheit manifestiert sich daher immer genau an dem Ort, wo sich ein Bewusstsein festsetzen konnte. Der Körper liefert dafür die nötigen „Bestandteile". Hier sind es die Nervenbahnen plus Schmetterlinge.

Nun müssen wir uns fragen, was hat sie denn so traumatisiert? Meistens muss man bei schweren chronischen Krankheiten in die Kindheit zurück gehen. Dort finden wir bei Multipler Sklerose, kurz

MS genannt, die Antwort. Mit ihr kommen wir zum Ausgangspunkt unseres Themas zurück.

Es geht um die frühkindliche Phase, sich deutlich abzugrenzen zwischen „Oben" = Eltern und „Unten" = Kind. Damit das kleine Kind nicht gleich in die Ohnmacht geht, weil es schnell erkannt hat, dass die Eltern größer, stärker, mächtiger als es selbst sind, lehnt es sich in der „Nein-Phase" auf und prüft damit sowohl seine Grenzen als auch die der Eltern. Es ist schon ein kleines Machtspiel, aber das ist nötig, um Sicherheit im Leben zu erlangen. Die Eltern reagieren ja ihrerseits auch auf diese Phase. Es kommt zu einer Klärung von Ja und Nein auf beiden Seiten, was sein kann, darf und muss und was nicht sein kann, darf und muss. Ohne Zweifel ist das ein heikles Messen der Kräfte. Da diese Kleinkindphase mit dem aufrechten Gang zusammenfällt, geht es auch im übertragenen Sinne darum: Wie stehe ich künftig im Leben? Haut mich der kleinste Lufthauch um? Kann ich einen Standpunkt einnehmen?

Ist man dem Kind gegenüber zu nachgiebig, sagt zu oft Ja, bekommt es zwar im Augenblick seinen Willen, aber es wird dadurch im Erwachsenwerden Unsicherheit ernten. Ist man zu streng und sagt zu oft Nein, fordert man beim Kind Trotz, Widerstand und mangelnde Kreativität im Umgang mit Konflikten heraus. Alle Eltern ringen um eine gute Lösung.

Aber wir betrachten das jetzt mal von der Warte des Kindes aus, das später eine MS entwickelt. Hier geht es um eine vertrackte Situation. Die Beziehung Eltern-Kind ist sehr eng, das Kind liebt seine Eltern sehr. Die Eltern erwarten ein pflegeleichtes Kind, es bestehen viele gegenseitige Abhängigkeiten. Vielleicht ist es ein Einzelkind, ein spät geborenes oder ein lange ersehntes.

Es kommt die Nein-Phase. Das Kind handelt immer vom Herzen aus, nie vom Intellekt. Es merkt sofort, dass es den Eltern weh tut, wenn es Nein sagt. Es liebt seine Eltern und sagt lieber Ja. Dann herrscht Frieden, dann bleibt die trügerische Harmonie erhalten. Kinder sind

Meister im Harmonisieren und opfern sich dabei auf.

Immer wenn es um Aufopferung geht, haben wir es mit so genannten „karzinogenen" Krankheiten zu tun, sie sind also dem Krebs ähnlich. Die Opferrolle beinhaltet immer eine fehlende Abgrenzungsfähigkeit. Das Ich ist ganz klein, das Du ist riesengroß. Vom Kind zum Erwachsenwerden leidet die Leitung von Oben-Unten immer mehr, es wird kompensiert und natürlich verdrängt. Aber durch das Leben dieses Menschen zieht sich der rote Faden, nicht Nein sagen zu können, Ja zu sagen um der Harmonie und des „lieben Friedens" willen. Der Geist regiert die Materie, das ist ein Naturgesetz, das schon vor 4000 Jahren die Chinesen in ihrer Medizin erkannten und deshalb eine wunderbare Entsprechungslehre schufen. Jedes Organsystem hat daher ein Konfliktthema und ein Lösungsangebot.

Wenn wir also hinschauen, wo sich eine Krankheit abspielt, finden wir auch ihr Thema, negativ wie positiv.

Die Lösung des MS-Konfliktes bedeutet für den Patienten eine Herkulesarbeit, denn es geht ja um das Neinsagen den geliebten Eltern gegenüber. Natürlich hat dieser Mensch durch seine Intelligenz schon bis zu einem gewissen Grad den Konflikt erkannt und ist mit den Erwartungen und Forderungen der Eltern schon längst nicht mehr einverstanden. Aber er hat nie gelernt, sich von den Eltern abzugrenzen, für sich selbst gut zu sorgen und 100% Eigenverantwortung für die Heilung der Krankheit zu übernehmen. Der Mensch hat bis zu einem gewissen Grade eine geistige Schonhaltung eingenommen, findet die Versorgung durch die Eltern auch ganz bequem und findet sogar eine Eigenfunktion in seiner Krankheit. Besonders Frauen mit MS definieren sich mit ihrer Krankheit. Das ist es, was ich mit „Eigenfunktion" meine.

Heilung bedarf der Veränderung. Es ist also üben angesagt und zwar mit im Hinblick auf die Eltern. Sind die Eltern zugänglich für das „heiße Thema" der MS, dann sind es wunderbare Heilungsverläufe bei der Patientin oder beim Patienten. Die erlösenden Worte müssen erst mal zugelassen werden:

*   Ich sage Ja zu dem, was mir gut tut
*   Ich sage Nein zu dem, was mir nicht gut tut.
*   In Liebe zu dir, liebe Mutter, sage ich Nein zu ….
*   In Lieber zu dir, lieber Vater, sage ich Nein zu ….

Dieser Prozess geschieht zunächst im Alleingang, indem die Patientin allein im Raum ist und sich ein Elternteil mental vorstellt und beispielsweise spricht:
Du bist meine Mutter,
ich bin deine Tochter.
Ich ehre dich als meine Mutter.
Mutter, aus Liebe zu dir habe ich Ja gesagt, wenn ich Nein meinte.
Ich habe das lange für dich getragen.
Ich trage es jetzt nicht mehr.
Ich sage Nein und Ja, wenn ich es so meine.
Ich gebe dir die Ehre und den Platz, der dir gebührt,
der ist an meiner Seite.
Da kannst du mich stärken.

Diese „Seite" legen wir vorher fest: die weibliche Seite ist links bei der Rechtshänderin und rechts bei der Linkshänderin. Ist die Mutter schon tot, ist der Ehrenplatz hinter der Patientin, denn die Ahnen stehen immer hinter dem Lebenden!

Ist das ausreichend mit den Eltern und eventuell mit anderen Familien mental geübt, geht es in die Phase der Verwirklichung. Nun zeigt sich, wie der Patient/die Patientin sich tatsächlich ihren Eltern gegenüber verhält. Nun geht es darum, von Angesicht zu Angesicht Ja und Nein zu sagen, was für viele Eltern ernüchternd und schmerzhaft sein kann. Das einstige Kind vermied es, die Eltern zu enttäuschen und ihnen Schmerz zu bereiten. Jetzt in der Heilungsphase heißt es, den eigenen Schmerz von dem der Eltern klar zu trennen und zu erkennen, dass es Sache der erwachsenen Eltern ist, an ihren

Konflikten selber zu arbeiten. Das Nein ist dann nicht mehr an das Schmerzzufügen gekoppelt und das Ja ist nicht mehr an die Selbstverleugnung gekoppelt. Es findet in der Tat eine Entkopplung verhängnisvoller Abhängigkeiten statt. Die Patientin stellt an sich die Fragen: „Was liegt in meiner Verantwortung? Was liegt in der Verantwortung meiner Eltern?.“

Das heißt, es zuzulassen!

Es klingt immer so einfach, dem Patienten zu sagen: Sie müssen in die Eigenverantwortung gehen. Aber das beinhaltet gerade bei karzinogenen Krankheiten wie MS, dass man den eventuellen Schmerz des Anderen nicht mehr zum eigenen macht, sondern ihn loslässt. In der Kind-Elternbeziehung ist das schon ein hartes Stück Arbeit.

Aber es muss sein, soll Heilung geschehen. Deshalb liegt es nahe, bei MS die Eltern in die Therapie einzubeziehen. Wenn beide schon tot sind oder ein Elternteil, kann die mentale Fassung der Versöhnungsübung für den Ahnen/für die Ahnin ausreichen. Wir sehen, was für ein Riesenthema hinter Ja und Nein stehen kann, wenn es im rechten Moment gesagt oder nicht gesagt wird.

In allen seriösen Bewusstseinsschulungen wird dem Ja und Nein höchste Beachtung geschenkt, da beide das spirituelle Wachstum beeinflussen. Meine Erfahrung bestätigt, dass schwere chronische Krankheiten nicht nur an die körperliche Substanz gehen, sondern auch an die seelische. Sie werfen grundlegende Fragen über Leben und Sterben auf. Das sind für mich spirituelle Themen. Auf welche Weise und mit welchem Tiefgang sich jemand die Sinnfragen stellt: Wer bin ich? Was sind Leben und Tod? Das hängt sehr davon ab, welche Konditionierungen als Kleinkind stattgefunden haben. Aus Angst, den geliebten Eltern weh zu tun und deshalb Ja zu sagen, wenn man Nein meint, verbraucht soviel Stressenergie, dass das seelische Wachstum zu kurz kommt. Es sind ja gerade die Lebenserfahrungen, die aus dem Nein und Ja im rechten und unrechten Augenblick entstehen, die uns wachsen lassen. Hat man schon als Kleinkind angefangen, nicht zu sich zu stehen, sich nicht um seine wirklichen physischen, emotionalen, mentalen und spirituellen Bedürfnisse einzugestehen, verkümmert ein Teil der Persönlichkeit und wird nicht erwachsen. Man spürt es mehr, als dass man es sieht, wenn jemand in einem früheren Alter stehen geblieben ist. Da mir diese Thematik so wichtig ist, möchte ich ihr noch ein zweites Kapitel widmen.

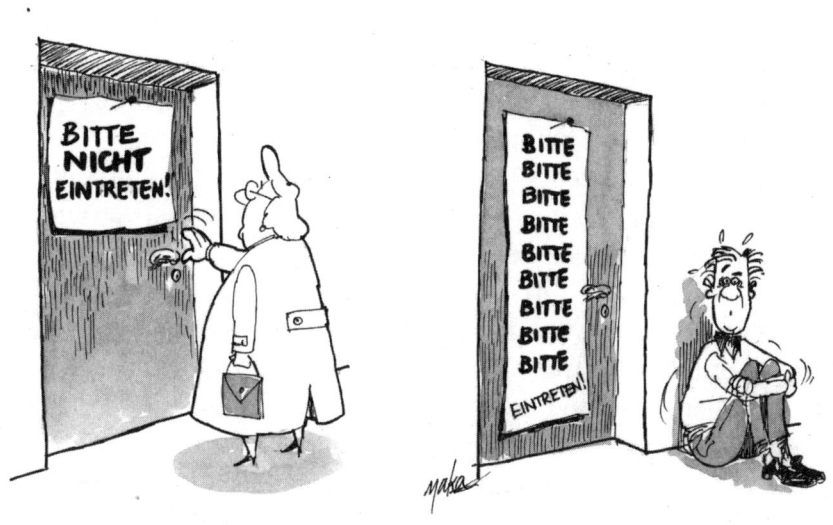

Der Segen der Bejahung, der Segen der Verneinung

Es ist auffällig, wie viele Menschen entwurzelt sind, keinen inneren Halt haben, nicht wissen, wozu sie da sind und wohin sie gehören. Sie haben keine innere Heimat und sind daher äußerlich immer in Bewegung, ja, eigentlich auf der Flucht vor sich selbst. Sie ahnen, da gibt es höhere Kräfte und Energien und wollen sie erleben. Sie haben auch vage und meistens naive Vorstellungen, was ein spiritueller

Weg ist und vermischen das mit Wellness. Sie möchten sich frei und wohl fühlen, aber das darf nicht anstrengend sein und nicht nach Arbeit aussehen. Für diese Wohlfühlansprüche hält die gängige Esoterikszene viele Angebote bereit. Doch die ernsthaft Suchenden werden nicht wirklich satt, sie bleiben hungrig und wandern deshalb von einem Angebot Wellness+Meditation zum nächsten.

Ich möchte diese Möglichkeiten, es sich gut gehen zu lassen, ein bisschen Meditation und ein bisschen an sich arbeiten, ein bisschen „die Seele baumeln zu lassen" nicht bewerten, nicht tadeln oder befürworten. Sie sind oft wichtige Zwischenschritte für diejenigen, die weiter suchen und tiefere Erfahrungen machen wollen.

Bewusstseinsschulungen, die schon über 2000 Jahre alt sind und eine lückenlose Genealogie von Meistern hervorgebracht haben, wie beispielsweise die zenbuddhistische, sind natürlich in ihrer äußeren Erscheinung durch ihre Kultur geprägt. Sprache, Rituale, Weisheitslehren und Meditationsinhalte können sehr unterschiedlich sein. Aber es gibt einen Kern, an dem man die Qualität einer echten spirituellen Schulung erkennt. Sie hat zwei Grade und Phasen.

Beginnt ein Mensch seinen WEG, ist er in der Regel noch im Chaos. Oft sind es Verlust, Enttäuschung oder Krankheit, die den Impuls zu spirituellen Interessen geben. Deshalb dient die erste Phase der spirituellen Schulung der Bejahung. Das bedeutet, der Schüler braucht das Gefühl, den Anforderungen gewachsen zu sein, er braucht positive Erfahrungen, Selbstbestätigung, Stärkung des Selbstvertrauens. Er braucht jemanden, der an ihn glaubt und durch Denken, Fühlen und Handeln vermittelt: So wie du bist, bist du richtig. Ich glaube an dich, ich glaube an dein Potenzial. Ich vertraue darauf, dass du die Kraft hast, deinen WEG zu gehen.

Diese Phase haben wir normalerweise auch als Kleinkind erlebt, denn alles was uns neu ist, alles was wir ausprobieren und produzieren wird durch eine freudige Bejahung unserer Eltern unterstützt. Die Phase der Bejahung – als Kind oder Erwachsener auf einem spirituellen WEG – gibt uns Sicherheit und Motivation, weiter zu lernen.

Ein echter spiritueller Lehrer fördert zuerst die Entfaltung des schöpferischen Potenzials. So wächst das Vertrauen in die eigenen Fähigkeiten.

In einer spirituellen Schulung bedeutet das konkret, zuerst ein gutes Gefühl für den Körper zu entwickeln. Dazu dienen einfache Meditationsübungen, die nur auf den Atem, genauer, auf das entspannte Atemströmen ausgerichtet sind. So entsteht ein tiefer und weiter Atem, es schwinden die Ängste, statt Unruhe kommt Gelassenheit auf. Der Atem ist der Angelpunkt jeder seriösen Bewusstseinsschulung. Atem ist Leben, nichts gibt mehr Sicherheit, Fundament für geistige Höhenflüge, schöpferische Kraft und Lebenskraft als der Atem. Den hat ja auch jeder bei sich und kann ihn jederzeit vertiefen und verfeinern.

Das Ein- und Ausatmen entspricht dem Nehmen und Loslassen, dem Leben und Sterben. Der Atem zusammen mit der Förderung des Potenzials bewirkt das Ja zum Leben in seiner Fülle. Zuerst muss im Bewusstsein des Schülers Fülle in jeder Hinsicht erfahren werden, denn das bedeutet: Fülle der Wahlmöglichkeiten im Leben, Kreativität in Konfliktsituationen, Ideenreichtum in Krisenzeiten. Das kann nicht hoch genug eingeschätzt werden, denn das Erleben von Fülle erzeugt die Gewissheit, „es ist gut für mich gesorgt" und das Vertrauen, Teil eines großen Ganzen zu sein. Fülle gibt Sicherheit und verhindert, schnell in Stress zu geraten.

Menschen, die nicht diese wichtige Entwicklungsphase spirituellen Wachstums durchlaufen, sind ewig hungrig; sie sind immer auf der Suche nach neuen Impulsen und Lehrern, um den Mangel und die innere Leere zu füllen. Mangel und Leere auf unserem WEG der Selbstverwirklichung lassen sich nicht durch Worte und Lehren füllen, sondern allein durch das erwähnte Zusammenspiel von Selbstvertrauen durch bewusstes Atem-Erleben. Wachstum kann nicht mit Mangel und Verzicht beginnen, sonst kommen Kümmerlinge dabei heraus.

Wer als leuchtendes Beispiel diese Erkenntnis vermittelte, war

Gautama Shakya Muni, der historische Buddha. Er kasteite sich, fastete, verlotterte und wollte Erleuchtung auf diese Weise erzwingen. Doch erst als er die Speise dankbar nahm, die man ihm reichte, seinen Körper ehrte und pflegte, erfuhr er vollkommene Erleuchtung. Tausende von Meistern und Schülern folgten dieser weisen Erkenntnis. Wir sind also in bester Gesellschaft, wenn wir ebenfalls einsichtig sind. Darum meine Empfehlung:

*   Gehen Sie zuerst in Ihre Fülle, um sie in allen Variationen zu erleben.

*   Suchen Sie Lehrer, die Ihre Potenziale erkennen und Sie fördern, bis Ihr Selbstvertrauen erwacht ist.

*   Schauen Sie wohlgefällig auf Ihre Qualitäten, Fähigkeiten, Talente und Gaben.

*   Suchen Sie Lehrer, die Sie vollkommen unspektakulär jahrelang den frei fließenden Atem erfahren lassen.

Das Ja zur eigenen Fülle kommt nicht von heute auf morgen. Es braucht geraume Zeit. Warum?
Erstens, weil wir genau andersherum erzogen sind, immer zuerst das Haar in der Suppe suchen und auf unsere Schwächen und Fehler schauen.
Zweitens wird unsere Intention auf dem WEG auf die Probe gestellt. Da es nichts Sensationelles und Spektakuläres bei der Atemschulung zu tun gibt, suggeriert einem das Ego, das sei ja alles kinderleicht und langweilig. Manche brechen die Schulung ab, manche spüren ganz tief im Innern die Qualität des Schlichten und Einfachen. Das ist die einzige Hürde, die es auf dem WEG in die Fülle und Erfahrung der eigenen Potenziale   zu überwinden gilt. Dringen wir aber zu der Fülle der Potenziale durch und glauben an uns selbst, entwickeln wir

Vertrauen in uns selbst und Vertrauen in andere. Wir gewinnen das Gefühl von Grenzenlosigkeit. Das ist wunderbar und die notwendige Voraussetzung für die zweite Phase einer spirituellen Schulung.

Haben wir die breite Basis der Möglichkeiten erlebt, brauchen wir die Herausforderung, um weiter zu wachsen. Jede Herausforderung bringt eine Beschränkung mit sich, eine Grenzüberschreitung, ein Nein. Ein gütiger Lehrer leitet nun die Phase der Verneinung ein. Das ist eine harte Prüfung für unser Ego. Denn mit dem Anwachsen des Selbstvertrauens und dem Gefühl, alles ist möglich wächst auch unser Ego-Bewusstsein heran. Es ist ja satt und zufrieden und mag nicht, dass man seine Kreise stört. Nun wird es aufgerüttelt, weil ein echter spiritueller Lehrer uns jetzt zu mehr Tiefgang, Feinheit, Genauigkeit herausfordert, wo er vorher mit uns zufrieden war. „Nein, Sie können das noch besser. Nein, so ist es nicht. Nein, es wird nicht geredet. Es wird nur zweimal am Tag gegessen. Wir beginnen morgen früh pünktlich um 6 Uhr mit der Meditation. Während der Tage innerer Einkehr wird nicht geraucht, gibt es kein Fleisch, wird nicht gefragt, nicht diskutiert ...", usw. usw.

Wir erleben die Einschränkung und ein Nein, wo wir vorher ein Ja empfingen. Wir erfahren Begrenzung, wo vorher alles grenzenlos schien. Das verwirrt natürlich. „Wie kann denn unser Meister erst Ja sagen und jetzt Nein? Ich tue doch genau dasselbe wie vorher. Wieso ernte ich jetzt Tadel, wo ich vorher Lob hörte?" Das sind Fragen, die unser Ego-Bewusstsein in aufgebrachter Stimmung stellt. Schluss mit Frieden, Gelassenheit und Sattsein! Kurz bevor wir in die Lethargie des Übersättigten sinken, faul und bequem werden, fängt ein guter spiritueller Lehrer seine Schüler durch die Herausforderung auf. Er weiß, dass der Schatten der Fülle das Phlegma ist. Dem Phlegma und der Selbstzufriedenheit rückt der Segen der Verneinung auf die Pelle. Es dauert allerdings einige Zeit, bis man das als Segen empfindet. Auf jeden Fall kommen wir auf allen Ebenen, körperlich, emotional und mental in Bewegung. Wir nehmen das nicht so einfach hin, sondern werden sauer, aggressiv, gehen in den Widerstand, ja, sogar in Kampfstellung. Oder wir spüren den tieferen Sinn der Herausforderung und lassen uns darauf ein, wissend, dass es derselbe Lehrer, dieselbe Lehrerin ist, die uns fördert, die uns zugetan ist und die unser Bestes will. Wachstum ohne Herausforderung gibt es nicht, sonst entstehen Kümmerlinge.

Ein schöner Vergleich ist ein Baum. Zuerst braucht er optimale Wachstums- und Entfaltungsbedingungen. Wenn er erwachsen ist, zeigt sich beim nächsten Sturm, wie stark er verwurzelt ist, wie standhaft er ist, wie elastisch er die Wucht des Windes abfängt.

Dem Sturm entspricht die Phase der Verneinung, der Wucht der Windböen entspricht die Art des Lehrers, wie er/sie einen herausfordert. Es zeigt sich, wie tief das Selbstvertrauen wirklich ist, es findet rundum eine Echtheitsprüfung dessen statt, was wir bis dahin als sicher, gut, richtig und wertvoll bis dahin erkannt haben. Kann man sich in der Beschränkung weiterhin entwickeln? Ja, wenn man mehr Tiefe statt Breite anstrebt. Kann man das Nein überwinden? Ja, wenn man freiwillig aus der Fülle in die Beschränkung und in den Verzicht geht.

Die Nein-Phase ist wesentlich kürzer als die Ja-Phase. Das Verhältnis sollte 3:1 sein. Deshalb gibt es in einer spirituellen Schulung Tage der inneren Einkehr, die den Segen des Neins erfahren lassen und im Übrigen den Alltag des Schülers, in dem er wieder in seine Fülle zurückkehrt. Das ist für uns westliche Menschen besonders wichtig, da wir nicht in Klostertraditionen aufgewachsen sind. Wir müssen Privat- und Berufsleben meistern und in dieses quirlige Leben eine spirituelle Schulung integrieren. Das ist wesentlich schwerer als in einem Kloster zu leben. In unserem Alltag gibt es viel mehr Ablenkungen, die sonderbarerweise nicht in die Fülle, sondern in den Mangel führen. Wir verstreuen unsere Energien in viele verschiedene Richtungen und keine vermittelt uns das volle Maß unserer Potenziale. Wir machen nur Teilerfahrungen und sind dadurch hungrig im übertragenen Sinne.

Ein spiritueller Weg sammelt sozusagen alles ein, was nach außen tendiert, und die Energien werden gebündelt. Die Bündelung der Energien dient der Erweckung von Potenzialen. Jetzt haben wir die Gelegenheit, Fülle zu erfahren. Wenn dann die Nein-Phase folgt, ist etwas vorhanden, das überwunden und eingeschränkt werden kann. Logischerweise verlassen die meisten Schüler einen spirituellen WEG, wenn es ans Eingemachte geht. Ganz schnell scheidet sich die Spreu vom Weizen. Doch einige halten diese Durststrecke aus und erkennen die Güte in der Herausforderung. Bevor wir uns weiter auf einer Basis der Fülle entwickeln können, müssen alte Geleise im Denken, Fühlen und Handeln eliminiert werden. Gewohntes muss dem Neuen, Unbekannten weichen, das Bequeme dem scheinbar Unbequemen, das Sichere dem Unsicheren.

Doch ist der Segen der Verneinung nur in dem Maße schwierig, als wir noch nicht genügend Selbstvertrauen entwickelt haben. Ein unerschütterlicher Glauben, dass die Dinge so richtig sind wie sie sind, Vertrauen in die Führung höherer Kräfte und in die Weisheit der Natur fällt nicht vom Himmel. Es braucht die Herausforderung und die Überwindung des Ego-Bewusstseins. Es bedarf eines Qualitätsgefühls, auch wenn der Lehrer streng ist und immer sparsamer mit Lob umgeht. Er oder sie ist der Sturm, der Sie prüft. Haut ein Nein zu Ihrem gewohnten Alkoholkonsum Sie gleich um? Bringt ein Nein zu Ihrer Leistung Sie sofort in Stress? Rasten Sie sofort aus, wenn die Druckerpatrone spinnt? Sind Sie wie gelähmt, wenn Ihnen jemand deutlich Grenzen setzt, Nein zu Ihrem Verhalten sagt und Ihren Schwachpunkt erkennt?

Je nachdem, wie wir auf die Beschränkung und Grenzziehung reagieren, zeigt sich unser Grad der spirituellen Entwicklung und ob wir natürlich und organisch auf unserem WEG gewachsen sind. Ein Nein kann wesentlich mehr in uns bewegen als ein Ja, aber es muss auf dem Segen des Ja aufbauen. Den Herausforderungen des Lebens sind wir nur gewachsen, wenn wir Erfahrung mit Fülle = Kreativität gemacht haben. Den Herausforderungen einer spirituellen Schulung sind wir gewachsen, wenn wir gelernt haben, unserem ersten

Eindruck, unserer Stärke, unserer schöpferischen Kraft zu vertrauen. Dann grummelt zwar das Ego hier und da, wir sind auch mal unleidig und gehen auch mal in den Widerstand, aber tief innen wollen wir die Herausforderung. Wir wissen, sie ist freiwillig. Der Lehrer ist derselbe, auch wenn er/sie jetzt andere Saeiten aufzieht. Oft erkennen wir erst in der Nein-Phase unsere wahre Intention, einen spirituellen WEG zu gehen. Der Segen der Verneinung bringt uns Klarheit und hält die Energien bereit, um einen großen Sprung in höhere Erkenntnisebenen zu wagen.

Für den Lehrer heißt das, im Potenzial des Schülers noch tiefere Schichten zu erkennen. Er muss den individuellen rohen Diamanten in einem jeden Schüler wahrnehmen und Angebote zum Schliff bereithalten. Je größer das Talent, umso größer muss auch die Strenge des Schliffs sein. Ein Schüler mit einem natürlich gewachsenen Qualitätsgefühl spürt die gütige Intention in der Strenge.

Ein spiritueller WEG mit der Ja- und Nein-Phase ist völlig unspektakulär und bewirkt die höchste Tugend in uns: die Einfachheit. Einfach zu werden ist schwer. Das Komplizierte und Komplexe macht viel her, das Einfache fällt gar nicht auf, aber seine Ausstrahlung ist immens! Das Komplizierte fasziniert und nährt unsere Sensationslust. Das Einfache wirft einen Menschen auf sich selbst zurück und entlarvt alles, was hohl und unecht ist. Das Einfache dringt immer direkt und ohne Umschweife in den Kern, auf das Wesentliche vor. Das Komplexe besteht aus Schnörkeln und Girlanden, die nur die Oberfläche verschönern. Das Einfache strahlt von innen heraus.
Wir haben die Wahl, wie weit wir einen WEG gehen mögen.
Eins ist sicher klar geworden: Wenn wir ohne Erfahrung der Fülle in die Askese gehen, bleiben nur leere Hülsen, Geschwafel und Vorstellungen über etwas übrig, weil die Erfahrung fehlt. Ich nenne es Wissen aus zweiter Hand.

Sicher ist es auf dem Hintergrund des Gesagten auch einleuchtend, wie wichtig in unserer Entwicklung vom Kind zum Erwachsenen der Segen der Bejahung ist. Wir benötigen zuerst die Zuversicht und Sicherheit, indem jemand an unsere Potenziale glaubt. Dann wollen wir als Kleinkind die Herausforderung, das Messen der Kräfte, das Raufen mit dem Vater und das Erlebnis, dass der Vater Sieger und Held ist, zu dem wir aufschauen können. Indem wir wagen, uns mit dem Großen, Wissenden, Erwachsenen zu messen, indem wir Nein sagen, wachsen wir über uns hinaus und machen große Entwicklungssprünge. Das Kleinkind will die Grenzen selbst erfahren. Unsere Eltern sind wie der spirituelle Meister, der aus Liebe und Güte Nein sagt, Grenzen zieht und herausfordert. Das Kind leitet diese Phase selber ein, indem es Nein gegenüber denen sagt, die es liebt, zu denen es aufschaut. Erfahren, wie weit die Kräfte reichen, wie die Grenzen neu zu stecken sind, macht einen jungen Menschen lebensfähig, das heißt kreativ im Umgang mit unberechenbaren Lebenssituationen und Krisen.

Hat nun ein Mensch den Segen der Verneinung nicht durchlebt, wird er krank. Entweder er entwickelt sich zum notorischen Ja-Sager oder zum militanten Nein-Sager. Es fehlt der mittlere Weg, der beides in ein gesundes, ausgewogenes Maß bringt.

Heilung bedeutet, diese Phase nachzuholen und in der jetzigen Lebensphase Grenzen neu zu justieren. Oft müssen die Grenzen erst mal zum eigenen Wohl gezogen werden, Nein zu sagen, wenn er/sie Nein meint und Ja zu sagen, wenn er/sie Ja meint.

Geliebter Vater, ich sage Nein!

Ich möchte eines der ergreifendsten Beispiele zu diesem Thema schildern.

Zu einem „Info-Tag" für Krebspatienten, an dem ich ein paar grundsätzliche Konfliktthemen hinter Krebs bespreche, kam auch ein älteres Ehepaar. Die Frau litt seit Jahren an Asthma, der Mann kam gerade aus einer onkologischen Klinik mit dem Bescheid: „Sie haben Prostatakrebs, der so ungünstig gewachsen ist, dass man ihn nicht operieren kann. Sie sind unheilbar krank, eine Chemotherapie lohnt sich in Ihrem Alter nicht. Machen Sie sich noch eine schöne Zeit. Wir geben Ihnen noch ein Vierteljahr."

Ob das die verantwortlichen Onkologen tatsächlich in dieser Härte gesagt haben, spielt keine Rolle. So ist es beim Patienten angekommen und hat eine unmäßige Todesangst ausgelöst. Der Mann saß am ganzen Körper zitternd auf seinem Stuhl und schaute unentwegt nach rechts und links, als fürchte er, jemand wolle ihn überfallen oder angreifen. Er war durch nichts zu beruhigen. So gab ich ihm erstmal Aconitum C30, damit er etwas zur Ruhe kam und ich mit meiner Arbeit beginnen konnte.

Der Mann war 76, seine Frau 71 Jahre alt. Die Anamnese ergab, dass sie eine Tochter hatten, die nach „zahllosen Versuchen" geboren wurde und ihr Ein und Alles bedeutete. Die Tochter war 27 Jahre alt und hatte sich selbstständig gemacht mit einem Computer-Servicebetrieb, den sie leitete.

Die Eltern sprachen mit großem Stolz von ihrem „Kind".

Aber nun war das Thema Prostatakrebs und Asthma dran. Die Beiden fühlten sich gut aufgehoben und waren sehr kooperativ. Ihr Heilungsprozess war auch für die anderen Krebspatienten erstaunlich und ein toller Ansporn, denn es zeigte sich, dass Heilung auch im Alter möglich ist. Herr F. durchlief bravourös zwei „Runden" einer miasmatischen Behandlung, löste seinen Revierkonflikt gegenüber seinem ehemaligen Chef und hatte nach 14 Monaten beste Blutwerte. Der Krebs hatte sich zu einem gutartigen, kleinen Adenom zurück entwickelt, das nur noch wenig den Harnabgang behelligt. Herr F. war beschwerdefrei und sagte, so könne er den Rest seines Lebens gut leben. Die Blutwerte zeigten ein stabiles Immunsystem. Herr F. führte jedes Jahr im Frühling und Herbst eine Entschlackungskur durch und gewann auch dadurch eine stabile Gesundheit.

Frau F. bearbeitete ihre alten Kriegserlebnisse im Bunker, die ihr die Luft genommen hatten. Die unerledigte Todesangst hatte sich im Alter wieder gemeldet. Auch sie war sehr kooperativ und einsichtig. Ich war richtig stolz auf die beiden, dass sie die Kraft hatten, im Alter so intensiv an ihren Lebensthemen zu arbeiten.

Es kam der Tag X, an dem ich sie aus der Behandlung entließ. Die beiden waren schon zur Türe hinaus, da kehrte Herr F. wieder um und fragte: „Sagen Sie mal, kann man so eine Therapie auch bei Multipler Sklerose machen?"

„Ja, natürlich!"

„Hmm, ich schicke Ihnen mal unsere Tochter …"

„Oh, nein, geschickte Leute nehme ich nicht. Wenn jemand eine solche Behandlung will, muss er selber anrufen."

„Tja, ob die für so was offen ist … Ich weiß nicht. Naja, wir können ja mal mit ihr reden."

Es verging ein halbes Jahr.

Eines Tages erhielt ich den Anruf einer jungen Frau, die um Behandlung bat. Dem von ihr ausgefüllten Anamnesebogen entnahm ich die Diagnose „Multiple Sklerose". Die Patientin kam. Eine hübsche, dynamische, kräftig gebaute Erscheinung. Erst bei näherem Hinsehen entdeckte man eine starke Bewegungseinschränkung der Arme und Hände und dass sie die Gehschwächen durch betont langsames Gehen kompensierte.

Sie erzählte mir von ihrem Geschäft, von ihren Erfolgen und dass es natürlich auch immer mal Probleme mit den angestellten Männern im Betrieb gebe, die sich nicht gerne was von einer Chefin sagen ließen. Aber insgesamt sei sie richtig zufrieden und glücklich.

„Und warum sind Sie dann hier?"

„Tja, ich kann mich kaum noch ohne Schmerzen bewegen. Ich habe MS seit 9 Jahren. Jetzt kommen die Schübe immer häufiger, jetzt wird''s eng. Ich habe Cortison bis zum Anschlag genommen, ich war auch schon beim Homöopathen, Akupunktur hab ich auch schon hinter mir. Also, bis jetzt hat nichts gewirkt."

„Uns was erwarten Sie nun von mir?"

„Ich weiß es auch nicht so richtig. Vielleicht finden Sie ja die Ursache."

„Sind Sie denn bereit, eine Ursache anzuschauen?"

„Kommt drauf an!"

„Worauf?"

„Naja, wenn das meine Arbeit im Betrieb einschränkt, kann ich das nicht machen. Ich muss fit bleiben."

„Sie sagten gerade, dass Sie seit 9 Jahren richtig krank sind. Was hat das mit Fitness zu tun?"

„Ich mach das alles mit dem Willen."

„Der Wille ist schon ein super Motor, aber Heilung kann dadurch nur angestoßen, aber nicht erlangt werden."

„Oh je, das hört sich aber gar nicht gut an."

„Sie haben die Wahl. Ich muss Sie nicht behandeln, Sie können sich das alles noch mal in Ruhe überlegen. Wenn Sie zu mir kommen wollen, ist richtig Arbeit angesagt. Ihre Krankheit hat tiefe Wurzeln und erfordert viel Mut in der Lösungsphase."

„Aha, na denn überlege ich mir das doch noch mal."

Die Patientin, Frau Ü., ging. Ich hatte wegen des anderen Nachnamens nicht die leiseste Idee, dass diese junge Frau die Tochter des Ehepaares F. war. Sie hatte nichts über ihre Eltern gesagt. Es gingen fünf Monate ins Land, da meldete sich die Patientin wieder. Sie hatte so viele furchtbare Schübe hinter sich, war randvoll mit Cortison abgefüllt worden und litt jetzt an dessen Folgen durch zunehmende Niereninsuffizienz. Frau Ü. musste ihren Betrieb verkleinern, sie konnte nur wenige Stunden stehen und war verständlicherweise verzweifelt.

„Ich musste erst meine Grenze erleben. Jetzt will ich was für meine Heilung tun. Egal, was Sie sagen, ich bin zu allem bereit."

„Gut, dann wollen wir erst mal den Körper auf Vordermann bringen."

„Oh, da bin ich aber froh. Ich dachte schon, Sie fangen mit der Psychologie an. Da bin ich ja gar kein Freund von."

„Nö. Ich warte, bis Sie was loswerden wollen. Sie sind ja krank und die Chefin. Ich folge Ihnen."

Die Patientin war sichtlich erleichtert, erwies sich als sehr kooperativ, machte mehrere Entsäuerungskuren, stellte ihre Ernährung auf mehr Gemüse und Obst um, machte eine Rizoltherapie, eine Enzymtherapie und von oberster Priorität war die miasmatische Therapie, die sich aus der karzinogenen und destruktiven Ebene auf die sykotische Ebene hob.

Als Reaktion auf die ganzheitliche Einstiegsbehandlung nahmen vorübergehend die Schmerzen zu, aber die Stimmung stieg und allmählich kam ein spürbarer Energiezuwachs.

Auf der sykotischen Ebene, die als Sinnbild Wasser und Erde darstellt, kam alles ins Fließen und die Zeit war reif, den Konflikt hinter der Krankheit anzuschauen. Wie aus den vorherigen Kapiteln zu ersehen, ist das kein einfaches Thema, deshalb wartete ich bis zur sykotischen Behandlungsebene, die alles an den Tag bringt, was ein Patient bearbeiten möchte. Nun, die junge Frau konnte sich aus eigener Anschauung überhaupt keinen Reim auf die Beziehung Nervenscheiden – Konflikt machen. So sagte ich ihr, dass MS aus dem unerlösten Thema entstanden ist, die Nein-Phase nicht oder nicht genügend durchlaufen zu haben. Dies aus Liebe zu den Eltern! Die Patientin war völlig perplex, sie rang nach Worten, kämpfte mit den Tränen, schüttelte den Kopf und war offensichtlich tief berührt. Sie sagte:

„Das war mein Lebensthema. Ich habe so tolle Eltern, die haben mir jeden Wunsch erfüllt und ich wollte sie nicht enttäuschen. Das ist auch mein Problem mit der MS. Ich habe Angst, wieder bei meinen Eltern wohnen zu müssen, wenn die Krankheit fortschreitet. Sie sind alt und sollten ihr Leben ohne Aufregung leben. Sie waren beide schwer krank. Jetzt geht es ihnen wunderbar und da komme ich mit so einer unheilbaren Krankheit. Ich kann das doch meinen Eltern nicht antun!"

Im weiteren Gespräch stellte sich heraus, dass sie die Tochter des Ehepaares F. war. Nun war es an mir, sprachlos und überrascht zu sein. Gleichzeitig fiel mir ein Stein vom Herzen, denn die Konfliktlösung bei MS sollte mit den betroffenen Elternteilen vollzogen werden. Die Tochter war nun hocherfreut, als sie hörte, dass ihre Eltern bei <u>mir</u> in Behandlung waren. Ist es nicht interessant, wie gestört die Kommunikation zwischen Eltern und Tochter war? Das ist typisch bei MS. Die einfachsten Verknüpfungen funktionieren nicht mehr. So erfuhr ich also erst jetzt von der Verwandtschaft. Zwecks Konfliktlösung vereinbarten wir einen Termin für Tochter und Eltern. Der Patientin gab ich schon eine Übung vorab, damit sie die ersten Lösungsschritte bereits vollziehen konnte.
Sie war alleine im Raum und sprach folgende Sätze:
Ihr seid meine Eltern, ich bin eure Tochter.
Ich ehre euch als meine Eltern.
Ich habe diese Krankheit für euch getragen.
Ich ändere das ab jetzt und übernehme volle Verantwortung für <u>mein</u> Leben.
Ich sage Nein, wenn ich Nein meine und Ja, wenn ich Ja meine.
Ich gebe euch die Ehre und den Platz, der euch gebührt.
Mutter, du stärkst mich zu meiner Linken, Vater du stärkst mich zu meiner Rechten.

Die Patientin hatte alle Freiheit, eigene Worte zu wählen. Meine Vorschläge waren nur Anregungen, einfache und klare Aussagesätze zu bilden.
Schon diese mentale Übung fiel der jungen Frau immens schwer. Sie sagte, sie würde jede Therapie mit Medikamenten lieber ausführen als diese versöhnenden Worte zu sprechen. Doch sie rang sich durch, weil sie merkte, wie an einigen Körperstellen die Spannung und

schließlich der Schmerz nachließ. Erstmalig erlebte sie real, wie eng Bewusstsein und Körper miteinander kommunizieren.

Nach drei Wochen Vorarbeit kam nun der Tag, an dem die Lösung von Angesicht zu Angesicht nötig wurde.

Die Eltern waren aufgeregt, aber sehr willig. Ich hatte ihnen inzwischen den Konflikt hinter MS beschrieben und sie konnten sofort etwas damit anfangen. Sie hatten sich so lange ein Kind gewünscht, alles Mögliche probiert, doch entweder hielt die Frucht nicht oder die Mutter hatte eine Fehlgeburt im frühen Schwangerschaftsstadium. Als sie ihren Kinderwunsch schon ganz ad acta gelegt hatten, wurde die Mutter schwanger und trug mit einigen Komplikationen das Kind aus. Die Eltern sahen in der süßen, braven Tochter den Inbegriff von Glück und sie waren auch zu dritt sehr glücklich. Die Beziehung zwischen Vater und Tochter war besonders herzlich, sie war sein Augenstern. Die Eltern berichteten, nie hätte es Probleme mit der Tochter gegeben, sie wäre das ideale Kind gewesen. Als nun alle drei anwesend waren, setzte sich die Tochter ihren Eltern gegenüber und wir führten gemeinsam ein kleines Ritual durch, damit nicht eine beklemmende oder gar verklemmte Atmosphäre entstehen konnte. Ich bat die Tochter, sich vor Mutter und Vater zu verneigen und die Eltern bat ich im Sitzen ihre Hände offen der Tochter entgegen zu strecken, wenn sie sprach.

Das Ritual in seiner Essenz lief so ab:

Tochter: sich verneigend – Du bist meine Mutter. Ich bin deine Tochter.
Mutter: Ja, du bist meine Tochter, ich bin deine Mutter.
Tochter: sich verneigend – Du bist mein Vater. Ich bin deine Tochter.
Vater: Ja, du bist meine Tochter, ich bin dein Vater.
Tochter: Ich ehre euch beide als meine Eltern.
Eltern: Wir ehren dich als unsere Tochter.
Tochter: Aus Liebe sagte ich als kleines Kind Ja, wenn ich Nein

meinte. Ich übernehme volle Verantwortung für mein Leben und sage Ja, wenn ich Ja meine und Nein, wenn ich Nein meine.

Vater: spontan – du hättest es nicht tun müssen, aber ich verstehe, dass du uns nicht weh tun wolltest. Es tut mir leid, dass du meinetwegen gelitten hast.

Mutter: gefasst – es tut mir leid, dass du, um mich zu schonen, so gehandelt hast.

Tochter: In Liebe zu euch ändere ich mein Verhalten und ziehe eine deutliche Grenze zwischen dem, was zu mir gehört und dem, was zu euch gehört.

Eltern: So ist es gut. Aus Liebe zu dir kümmern wir uns um das, was zu uns gehört und gestehen dir zu, was zu dir gehört.

Tochter und Eltern berührten sich mit den Händen und ließen schweigend die Worte nachklingen.

Bei diesem Ritual der Versöhnung begegnen sich Eltern und Kind nicht privat, nicht in der familiären Hierarchie, sondern als erwachsene Menschen, die ihre Eigenfunktion und Eigenverantwortung bewusst einnehmen. Deshalb werden ritualisierte Sätze gesprochen, die persönlich eingefärbt sein können, aber die höhere Bewusstseins- und Begegnungsebene ausdrücken.

Nach dem Ritual, als wir noch beisammen saßen, sagte die Tochter spontan: „Ich hätte nie gedacht, dass ich zu meinem Papa mal aus Liebe Nein sagen könnte, aber es fühlt sich gut an." Für die Eltern war es wichtig, nicht in Schuldgefühle und Selbstvorwürfe zu fallen, deshalb half ihnen der ritualisierte Prozess, in dem es um Versöhnung und nicht um Diskussion von Für und Wider geht.

Eine schwere chronische Krankheit ist immer Ausdruck von Unversöhnlichkeit gegen sich selbst und gegen ein Thema im Außen. Die meisten Konfliktthemen ranken sich um Eltern und Partner.

Eines kann ich aus Erfahrung sagen: Wenn, wie in diesem Fall, eine wirkliche Versöhnung stattgefunden hat, heilt die MS aus. Wenn die Patientin nicht in der Lage ist, das als Kleinkind Versäumte nachzuholen oder die Eltern uneinsichtig sind, bleibt das Tauziehen der Kräfte, aber die Schübe werden immer stärker und die Nebenwirkungen der konventionellen Medikamente immer heftiger. Die Ursachenbehandlung mit miasmatischer Homöopathie ist eine sehr gute Wegbereitung, dass die Patienten sich in der Lage fühlen, das „heiße Eisen" anzufassen, weil man wartet, bis die destruktive Ebene (Syphilinie) befriedet ist und auf der nächsten konstruktiven Stufe (Sykose) die Emotionen ganz von alleine aufbrechen. Dann stehen den Patienten die Energien für die Lösung zur Verfügung. Es ist ein Naturgesetz, dass man immer genau so viel Last trägt, wie man tragen kann und genau so viel Kraft erhält, um die Last abzulegen. Bleibt noch zu sagen: Frau Ü. wurde wieder ganz gesund.

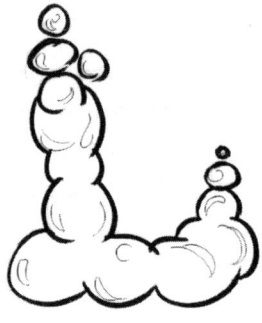

Fragenkomplex zu „Logisch"

1. Erkenne ich den Zusammenhang zwischen Essverhalten und Unwohlsein? ① ② ③ ④ ⑤

2. In meiner Familie gibt es schwere Krankheiten. Ist es für mich logisch, dass ich auch krank geworden bin? ① ② ③ ④ ⑤

3. Finde ich es logisch, dass nach der Krebsoperation Chemo- und Strahlentherapie dran sind?
① ② ③ ④ ⑤

4. Finde ich es logisch, wenn mir einer sagt, einen Kropf hat man, weil in der Familie Kröpfe vorkommen? ① ② ③ ④ ⑤

5. Finde ich es logisch, dass sanfte Heilmethoden schwere Krankheiten nicht heilen können?
① ② ③ ④ ⑤

6. Erkenne ich, dass mich negative Gedanken deprimieren?
① ② ③ ④ ⑤

7. Erkenne ich, wenn ich mehr nach außen, statt nach innen orientiert bin? ① ② ③ ④ ⑤

8. Mir ist das klar: so wie ich in den Wald rein rufe, kommt das Echo zurück. Achte ich darauf, was ich mental aussende? ① ② ③ ④ ⑤

9. Bin ich krank, weil ich etwas für Vater/Mutter/Familie trage? ① ② ③ ④ ⑤

10. Habe ich mich gerne für meine kranke Mutter/für meinen kranken Vater aufgeopfert? ① ② ③ ④ ⑤

11. Finde ich es logisch, dass ich meine kranken Eltern pflege, wenn es sonst keiner in der Familie tut? ① ② ③ ④ ⑤

12. Bin ich krank geworden, weil ich mich für andere aufgeopfert habe? ① ② ③ ④ ⑤

13. Muss der Therapeut an erster Stelle wissen, was mit mir los ist? ① ② ③ ④ ⑤

14. Finde ich es logisch, dass man bei schweren Krankheiten hauptsächlich Arzneimittel einnehmen muss? ① ② ③ ④ ⑤

15. Bin ich überzeugt, dass ich etwas im Leben falsch gemacht habe und deshalb krank geworden bin? ① ② ③ ④ ⑤

16. Erkenne ich in meinem Verhalten: wie innen, so außen? ① ② ③ ④ ⑤

17. Vertraue ich darauf, dass nur ich mich heile? ① ② ③ ④ ⑤

18. Weiß ich, was mit „Selbstheilungskräften" gemeint ist?
① ② ③ ④ ⑤

19. Wenn ich im Moment viel Stress/Probleme habe im Moment habe, ist es für mich logisch, dass es mir damit nicht gut geht?
① ② ③ ④ ⑤

21. Wache ich morgens auf und denke als erstes, was ich alles erledigen muss? ① ② ③ ④ ⑤

22. Spüre ich, dass im Krankwerden eine innere Logik besteht?
① ② ③ ④ ⑤

23. Erkenne ich in meinem Heilungsprozess eine innere Logik?
① ② ③ ④ ⑤

24. Erkenne ich in meinem Leben den Zusammenhang von Ursache und Wirkung? ① ② ③ ④ ⑤

✳
✳✳

67–70 Punkte

Sie denken viel über den Sinn Ihres Leidens nach. Was hat Sie krank gemacht? Sie ahnen, dass der Weg in die Krankheit etwas mit Ihnen zu tun hat. Aber da ist noch Mister Zweifel am Werk, der Ihnen Rechtfertigungen einflüstert. Sie besitzen eine gute Beobachtungsgabe und Menschenkenntnis. Es fällt Ihnen auf, dass es Zusammenhänge zwischen Ihren Schwächen und denen in Ihrer

Familie gibt. Sie laufen Gefahr, zu sehr nach „Schuldigen" zu suchen und gehen rückwärts. Vorne ist aber die Lösung und die Heilung. Selbst wenn Sie entdecken, etwas für jemanden getragen zu haben, nutzen Sie Ihre Intelligenz, Altes loszulassen und Neues zu erobern. Dann wird Ihre Heilung besser voran gehen.

70–72 Punkte

Schön, dass Sie zur Einsicht gekommen sind, Denken, Fühlen und Handeln können verändert werden. Sie haben sich vielleicht mal für jemanden aufgeopfert. Aber das haben Sie durchschaut und nehmen jetzt einen eindeutigen Standpunkt ein. Das ist ein riesiger Heilungsimpuls und mehr wert als alle Pillen der Welt. Sie haben es erkannt: es gibt eine Logik, krank zu werden und Sie können künftig mehr auf Ihre innere Stimme hören. Gut, dass Ihnen so viele Zusammenhänge wie Lichter aufgegangen sind. Es ist nie zu spät dafür, Ursache und Wirkung im eigenen Verhalten zu durchschauen. Das fühlt sich alles schon sehr gesund an!

72–75 Punkte

Sie zögern wieder mal, Sie trauen sich nicht, weil Sie meinen, etwas falsch zu machen. Sie haben ein so feines Gespür, eine so gute Intuition. Das ist doch das beste Rüstzeug, um für sich einzustehen und Ihr Leben zu leben. Aufopferung für andere dient keinem, denn, ohne dass Sie es wollen, entmündigen Sie den Bedürftigen und gehen selber in die Schwäche. Schauen Sie wohlgefällig auf Ihre guten Taten, Sie haben es gut gemeint. Jetzt sind Sie dran! Sorgen Sie dafür, aus der Schwäche in die Eigenverantwortung zu gelangen. Dann erwachen Ihre Selbstheilungskräfte und es geht rüstig nach vorne in die Heilung.

Das Gesetzmäßige des Heilens

Immer, wenn uns der Ablauf einer Sache sinnvoll erscheint, gebrauchen wir gerne das Wort „logisch". Logisches Denken wird uns vom ersten Schuljahr an eingetrichtert, bis wir irgendwann merken, es gibt nicht nur ein lineares Denken, sondern auch ein kreisförmiges, zyklisches. Als logisch bezeichnen wir Vorgänge, die nach einander einen Sinn ergeben und ein bestimmtes Ziel erreichen. Im Heilungsprozess ist das Heilsein auf der Körper-, Emotionalen- und Mentalebene das große Ziel. Bei schweren chronischen Krankheiten kann es sein, dass die Körperfunktionen nicht mehr vollständig hergestellt werden können. Aber der Mensch braucht das Gefühl von Heilsein als ganzer Mensch. Heilung geschieht in unendlich vielen verschiedenen Graden.

Je mehr Heilungsverläufe ich erlebe, umso demütiger werde ich vor den Selbstheilungskräften eines Menschen und umso mehr bin ich fasziniert von der Heilungslogik des Organismus. Ob wir das nun glauben oder nicht: der Körper weiß alles und vergisst nichts. Wenn wir auf ihn hören, zeigt er genau zur richtigen Zeit ein Symptom, das nach Lösung und Erlösung ruft. Die Organsysteme produzieren nicht irgendwelche x-beliebigen Symptome. Nein, sie sind die letzte fühlbare, sichtbare, hörbare Instanz, die mitteilt: Denken, Fühlen und Handeln waren auf etwas fixiert, das dem ganzen Menschen nicht gut getan hat. Jede Zelle hat Bewusstsein und spiegelt bestimmte Aspekte des menschlichen Bewusstseins wider. Wie allgemein bekannt, haben die Organe eigene, spezifische Zellverbände. So kommt es, dass mit den Organsystemen bestimmte Lebensthemen verbunden sind. Organe sind also nicht nur Materie, sondern bestimmte Widerspiegelungen vom Denken und Fühlen eines Menschen.

Das ist seit über 4000 Jahren in der chinesischen Medizin bekannt. Sie schuf eine einzigartige Entsprechungslehre, die unabhängig von der chinesischen Kultur und Sprache für jeden verständlich ist, denn sie basiert ausschließlich auf der Beobachtung natürlicher Prozesse im Makrokosmos (z. B. Jahreszeiten) und im Mikrokosmos Mensch. In der Entsprechungslehre zeigt sich eine bestechende Logik, indem mit jedem Organsystem ein Thema des Krankwerdens und des Heilwerdens verbunden ist. So drücken sich beispielsweise im Herz-Kreislaufsystem die Grundthemen Freude, Leichtigkeit des Seins und natürliche Autorität als heilende Botschaft aus. Todesangst, Resignation und Mangel an Selbstvertrauen sind die Konflikte hinter Herz-Kreislauferkrankungen. Im Einzelfall ergeben sich natürlich viele Nuancen dieser Grundthemen. Das bedeutet: 20 Patienten mit Herzkreislaufkrankheiten weisen 20 Nuancen der grundsätzlichen mental-emotionalen Themen auf. Wenn wir diese Zusammenhänge wirklich fühlend begriffen haben, leuchtet es auch ein, dass Heilung einer chronischen Krankheit niemals allein durch Medikamente, schon gar nicht durch unterdrückende Arzneien mit etlichen Nebenwirkungen, geschehen kann. Jede Krankheit ist zu Beginn harmlos. Sie wird erst zu einer chronischen Krankheit durch fortschreitende Einschränkung, Wiederholung und Verfestigung. Das geht vom Bewusstsein aus. Wenn Denken, Fühlen und Handeln immer weniger flexibel werden, Glaubenssätze, negative Meinungen und Urteile sich und anderen gegenüber die Oberhand gewinnen, schwindet die Freiheit des Geistes. An ihrer Stelle wachsen Intoleranz, Engstirnigkeit und Hochmut heran. Je nachdem, wie diese Eintrübung und Einengung des Bewusstseins mental und emotional eingefärbt sind, suchen sie sich den optimalen Manifestationsort. Die Materie ist immer die letzte Instanz der Verwirklichung von Denken, Fühlen und Handeln. In welchem Grad hier Krankheit und Heilung vorliegen, können wir ganz einfach an der Beweglichkeit der Handgelenke feststellen. Die Hände und Handgelenke sind ein Wunderwerk an mentalen und emotionalen Ausdrucksmöglichkeiten. Werden sie steif, drückt sich darin geistige Steifheit aus.

Das hören wir gar nicht gerne! Wir sagen lieber: Meine Mutter hatte

Gelenkarthrose, jetzt habe ich Gelenkarthrose. Ist ja logisch. Meine Mutter ist schuld!

Die Natur sagt aber: Wie oben so unten. Wie innen, so außen. Wir Menschen können Bollwerke gegen die Naturgesetze aufrichten, aber irgendwann sind wir genötigt, die einfachen Naturgesetze wieder anzuerkennen, weil nur dann Heilung möglich ist. Wir werden immer kränker, weil wir die Wahnidee jahrzehntelang genährt haben, Krankheit sei ein Fehler der Natur, man müsse deshalb der dummen Natur unter die Arme greifen und alle Symptome schnell wegmachen – weg schneiden, wegstrahlen, weg, weg, weg. Die Fassade muss gut aussehen.

Pharmakologische Arzneien drücken alles von der Oberfläche weg, so dass die Haut wieder normal aussieht. Sie machen Schmerzen weg, sie schließen alle natürlichen Ventile wie Schweiß oder Fieber und unterdrücken alles an Krankheitssymptomen, das uns lästig ist. Die Vielfach-Impfungen geben dem Immunsystem den letzten Rest. Diese primitive Gleichung: Symptom + Anti-Mittel = Heilung kann nicht funktionieren, weil das Universum Mensch nichts verliert. Wie sehr das stimmt, können wir daran erkennen, dass unterdrückende Medikamente so genannte „Nebenwirkungen" erzeugen. Darin offenbart sich eine erschütternde Logik, die pausenlos noch mehr Krankheiten produziert. Wird zum Beispiel Cortison gegen rheumatische Gelenkentzündungen eingesetzt, gehen die Schmerzen eine Weile weg, aber die Nieren leiden parallel dazu immer mehr. Wenn die Nierenfunktion leidet, hat das fatale Folgen für die Blutqualität. Kurzum: das Universum verliert nichts. Ein Symptom ist kein isoliertes Ding, es ist die weise Körpersprache als Folge geistiger und emotionaler Zustände.

Ich weiß, ich wiederhole mich in dem eben Gesagten. Das tue ich bewusst, weil man es schnell überlesen kann. Die positive Seite der Wiederholung ist das Eindringen des Gesagten ins Bewusstsein. Daran liegt mir viel.

In der Heilkunst geht es nur darum, diese Zusammenhänge zu verinnerlichen. Jedes Symptom ist ein Zeichen, dass der ganze Mensch krank ist. An einer Stelle zeigt sich zwar ein Tumor, aber der ganze Mensch hat ihn erschaffen, und zwar genau an der Stelle, wo die Zellverbände das Bewusstsein am deutlichsten ausdrücken können. Den Tumor wegschneiden heißt nur, den sichtbaren Teil des Bewusstseins zu eliminieren. Wird nicht spätestens nach dem Wegschneiden des Tumors das mental-emotionale Thema behandelt, manifestiert es sich wieder. Alles, was nicht erlöst und gelöst wird, sinkt tiefer und tiefer in den Organismus. Hierbei geht die Natur sehr gnädig mit uns um, indem sie auf geniale Weise kompensiert: immer vom Schwerwiegenden zum Leichteren. Das heißt, weg von den lebenswichtigen Organen zu den Hohlorganen. Das ist auch umgekehrt gültig. Wir werden immer zuerst lokal krank und erleben einen Akutzustand. Hierbei werden immer die lebenswichtigen Organe geschützt. Die Lokalerkrankung dehnt sich aus, wenn keine Heilung geschieht. Erst war es nur der Schnupfen, jetzt folgen die Bronchien mit Husten, dann leiden die Sinnesorgane und die Hohlorgane der Verdauung. Es folgen die Gefäße, die allmählich verstopfen (sklerotisieren) und erst ganz zum Schluss werden die lebenswichtigen Organe wie Herz, Leber, Lunge, Nieren, Blut, Gehirn betroffen. Die logische Folge der Krankwerdung geht vom Leichteren zum immer Schwerwiegenderen. Wenn also ein Organ wie Herz, Leber oder Nieren ernsthaft erkrankt ist, sagt das etwas darüber aus, wie lange man dem Körper nicht zugehört hat. Weder im akuten Zustand noch auf der Reise in die chronischen Zustände wurden Heilungsmaßnahmen ergriffen. Entweder meinten wir keine Zeit zu haben oder standen gerade vor wichtigen Entscheidungen oder finden sonst ein Argument, warum wir auf die frühen und deutlichen Zeichen des Organismus nicht gehört haben.

Plötzlich war der Tumor da.

Nein, Sie haben ihn plötzlich bemerkt!

Plötzlich dringt es ins Bewusstsein: Hier stimmt etwas ganz und gar nicht. Jetzt können Sie nicht mehr wegschauen. Jetzt ist der Schmerz da, jetzt ist die eitrige Hauterscheinung da, jetzt ist die Gelenkschwellung da. Wenn Sie jetzt innehalten und begreifen, dass Ihr ganzes Sein, Ihr Denken, Fühlen und Handeln sich wie ein Trichter auf eine bestimmte Stelle im Körper konzentriert gesammelt hat, kann die Heilungsreise beginnen. Was immer der Organismus an Selbstregulation, Immunkraft und Lebensenergie zur Verfügung hat, wird willig der Veränderung im Denken, Fühlen und Handeln folgen.

Die Reise der Sekrete

Ich habe im Zusammenhang mit Heilung schon oft von „miasmatischer Behandlung" gesprochen. Damit Sie es etwas besser verstehen, wieso das miasmatische Behandlungskonzept logisch ist, möchte ich an dieser Stelle eine kleine Lernhilfe geben:

Gehen wir von einer Erkältung aus. Außer dem Schwächegefühl im ganzen Körper stellen sich natürliche Reaktionen der primären oder physiologischen Immunabwehr ein, indem man schwitzt, fiebert, tränende Augen und wässriges Nasensekret hat. Alles ist auf wässrige Verdünnung angelegt, damit etwaige Erreger schon an der Haut und an den Übergängen zur Schleimhaut daran gehindert werden, in den Körper einzudringen. Die obersten Hautschichten sind in der Regel für fremde Keime schwer zu durchdringen. Der natürliche „Säuremantel" der Haut bzw. der p-H-Wert hindert sie daran, in den Körper zu gelangen. Das alles entspricht der so genannten **psorischen Ebene**.

Heilt die Erkältung in diesem Stadium nicht von alleine aus oder werden unterdrückende Maßnahmen eingeleitet, sinkt die Symptomatik etwas tiefer. Es stellen sich vielleicht eine Bronchitis und Diarrhoe ein. Das Sputum ist glasig, undurchsichtig und nimmt eine grünliche Farbe an, ebenso das Nasensekret. Das Fieber steigt und auf der Brust stellt sich stärkerer Schweiß ein. Lokal kommt es also zu Verschlimmerungen, weshalb die Immunabwehr nahe der Haut allmählich nicht mehr ausreicht, sondern die nächste Stufe der Abwehr mobilisieren muss. Diese Phase entspricht der **tuberkulinen Ebene**.

Wird die Erkältung in diesem Stadium nicht ausgeheilt, sinkt sie tiefer.
Jetzt zeigen sich gelbe, weiche, nicht wundmachende Sekrete. Man fühlt sich gestaut, eventuell bilden sich Ödeme im Gesicht oder an den Beinen, je nachdem, ob jemand eine Bindegewebs- oder Venenschwäche als Anlage hat. Alles ist auf Verdickung eingestellt, wodurch sich auch eine Dehnung einstellt. Die Zellwände werden durch fetthaltige und eiweißreiche Substanzen verdickt. Sie bilden ein Bollwerk gegen eingedrungene Mikroben. Die unspezifische und spezifische Immunabwehr tritt mehr und mehr in Kraft. Damit hat die Krankheit die Ebene der **primären Sykose erreicht**.

Kommt keine Heilung zustande, sinkt die Erkältung noch tiefer. Die Sekrete werden zäh und fadenziehend, von schmutzig gelber Farbe. Es entstehen weitere Reaktionen der unspezifischen Immunabwehr, indem ein spezieller Proteinkomplex in den Makrophagen und neutrophilen Granulozyten (große und kleine Fresszellen) mit Teilen von Bakterien und mit Harnsäurekristallen reagieren. Das geschieht durch Übersäuerung der Zellen, des Blutes und des Gewebes. Als nächstes wird das Zytokin[5] „Interleukin-1a" gebildet, von den Makrophagen und neutrophilen Granulozyten ausgeschieden und dadurch eine Entzündung ausgelöst. Damit ist die einst harmlose Erkältung auf die Ebene der **sekundären Sykose** gesunken.

Heilt die Krankheit auch in diesem Stadium nicht aus, kann der Organismus nur weiter „eindicken", verfestigen, konservieren und abkapseln. Es wird die restliche Feuchtigkeit entzogen. Es bilden sich Borken in der Nase. Der Husten ist schmerzhaft und ohne Sputum. Alles ist auf Festigkeit und Zusammenziehung angelegt. Als Reaktion auf eine zu schwache Immunabwehr und zu starke Dehydrierung der Schlackenstoffe entstehen Ablagerungen in den Gefäßen (Sklerosen), Steine und feste Tumore. Das volle Programm der spezifischen Immunabwehr mit T- und B- Lymphozyten (intra-zellulär und extrazellulär) läuft auf Hochtouren. Damit ist die **tertiäre Sykose** erreicht.

Wird auch am Ende der sykotischen Verhärtungen und Verfestigungen dem Organismus keine Heilungshilfe geboten, folgt ein stufenloses Absinken in die Destruktion. Was hart ist ulzeriert, zerbricht, atrophiert. Der Körper beginnt Teile zu opfern, damit das Ganze überlebt. Die **syphilitische Ebene** ist erreicht. Danach folgt nur noch der Tod, werden jetzt nicht endlich heilende Informationen an den Organismus gegeben, die ihn zur Umkehr bewegen.

Den Weg von einer akuten in eine chronische Krankheit hinunter in immer tiefere miasmatische Schichten haben wir vielleicht noch als Therapeuten gelernt und können wir auch als Patienten nachvollzie-hen. Aber wie ökonomisch, effizient, intelligent und genial der Weg aus dem tiefen Tal Schritt für Schritt hinauf auf immer leichtere Miasma-Ebenen von der Natur des Organismus geführt wird, lernen wir leider selten. Daran glauben wir nicht. Gewiss, was der Körper auf der syphilitischen Ebene geopfert hat, können wir nicht rückgän-gig machen, aber dennoch bleibt ein riesiges Selbstheilungspotenzial übrig, um Linderung und sogar Heilung zu bewirken.
Die Heilungsreise der Krankheit von der syphilitischen Ebene bis zur psorischen folgt der gleichen Logik, nun aber aufwärts strebend.
Für diese „Reise einer Heilung" hält die Homöopathie die meisten Arzneien bereit, die sowohl die Ursache = miasmatische Wurzel erreichen als auch die „heilende Schubkraft" auf eine leichtere Ebene

besitzen. Man muss allerdings gut über die Selbstregulationen und Synergien des Organismus Bescheid wissen und etwa 20 Basismittel gut kennen, die sozusagen die „Vorsteher" der einzelnen Miasmenebenen darstellen.

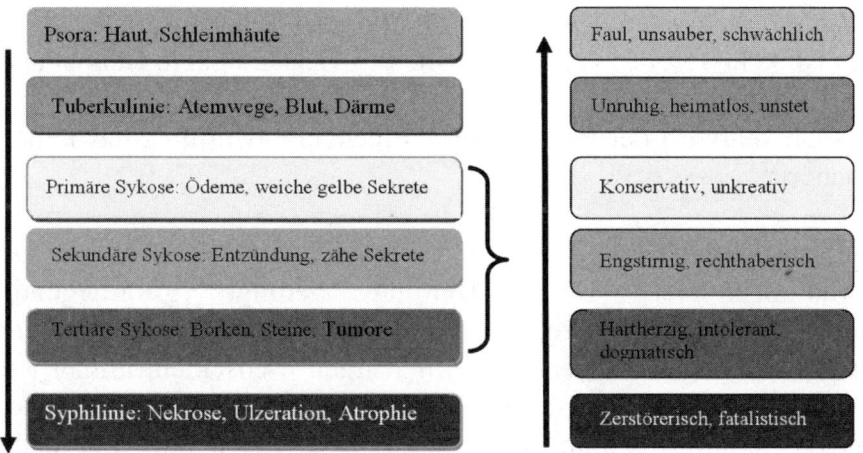

Ich habe diese Zusammenhänge noch einmal in ein einfaches Schaubild zusammengefasst. Der Pfeil von oben nach unten zeigt an, wie die Krankheit immer tiefer in den Organismus sinkt. Der Pfeil von unten nach oben beschreibt den Heilungsverlauf, der immer von einer schwerwiegenderen Ebene zur nächst leichteren wechselt.

Wenn auch sehr vereinfacht dargestellt, lassen sich die Zusammenhänge zwischen Körperfunktionen und mental-emotiona-len Zuständen gut erkennen. Die mentale und emotionale Verfassung muss sich ändern, damit Heilung möglich wird. Für jedes der rechts in der Grafik genannten krankmachenden Themen gibt es eine hei-lende Umkehr. Man kann sich gut vorstellen, dass die mental-emo-tionale Reise von unten nach oben nicht leicht fällt.
Das Umkehrwort der Syphilinie ist „Umkehr zum Lebensrhythmus, zum Aufbau, Ja zum Leben, Ja zum Selbertun."

Das Umkehrwort der tertiären Sykose heißt „Toleranz, Verlassen fest gefahrener Glaubenssätze."

Das Umkehrwort der sekundären Sykose lautet: „Großzügigkeit, Erdanbindung."

Das Umkehrwort der primären Sykose bedeutet: „Wahlmöglichkeiten, Kreativität, emotionaler Selbstausdruck."

Das Umkehrwort der Tuberkulinie heißt: „Beständigkeit, Heimat und Ruhe finden."

Das Umkehrwort der Psora lautet: „Eigenverantwortung, das Leben bejahen."

Niemand verlässt gerne gewohnte Denkbahnen, Gewohnheiten und Verhaltensmuster. Doch Heilung bedingt grundlegende Veränderungen im Denken, Fühlen und Handeln. Ich kann das gar nicht oft genug erwähnen, weil wir listigen Menschlein immer auf Abkürzungen spekulieren oder hoffen, um die notwendigen Änderungen herum zu kommen. Dadurch wird jedoch alles nur noch schlimmer. Ziemlich lange Zeit halten wir uns auf der sekundären Sykose auf. Wir wollen Recht haben. Ja, da fällt mir eine witzige Frage ein:

Was ist der Unterschied zwischen Gott und den Menschen?
Gott weiß alles.
Die Menschen wissen alles besser.

Darum müssen wir länger leiden, je mehr wir Gott spielen, die Naturgesetze aus den Angeln heben und uns als Menschen außerhalb der Naturgesetze postieren. Das geht nicht gut, wie wir alle aus leidvoller Erfahrung wissen. Aber immer wieder versuchen wir es. Das Ego in uns ist eben unbelehrbar. Hören wir doch einfach mal mehr auf das Höhere Selbst, das uns den breiten Pfad weist, auf dem es sich gut gehen lässt, so wir denn der Natur in uns folgen und die Rechthaberei loslassen.

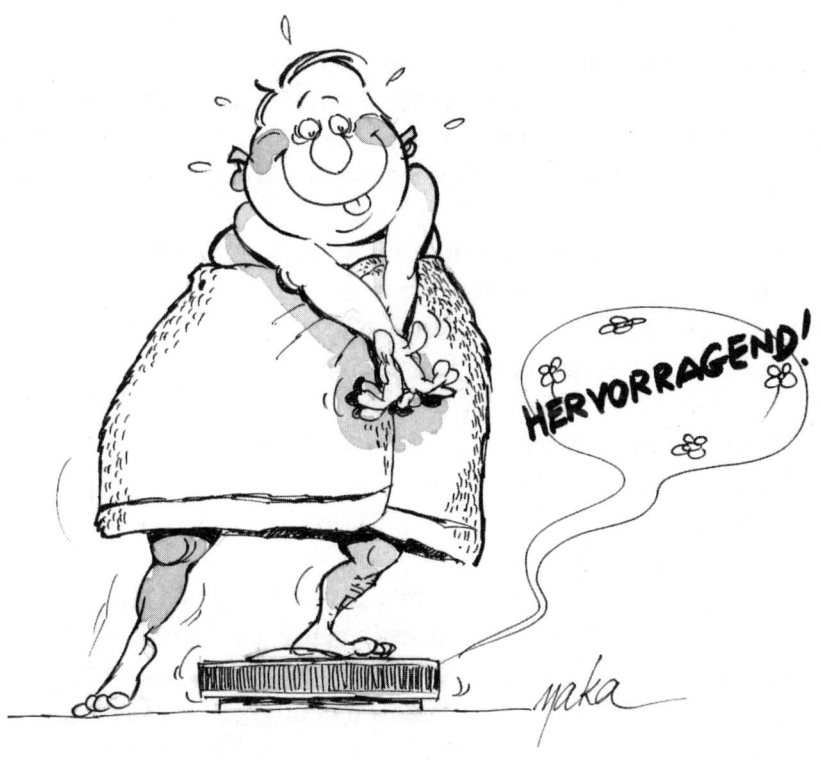

Darf es wahr sein?

Es ist schwer zu sagen, welchen Heilungsprozess ich besonders gelungen finde. Ich habe schon so viele erlebt und kann sie nur an bestimmten Themen festmachen, um einigermaßen gerecht zu sein. Zum Thema „Logischer Heilungsprozess" möchte ich einen Fallverlauf schildern, der für viele ähnliche steht und der leicht nachzuvollziehen ist.

Eine 45-jährige Krankenschwester kam zur Behandlung. Sie litt berufsbedingt an Kreuzschmerzen, aber vor allem hatte sie seit eh und je ein Krankheitsgefühl, war nie richtig gesund und lebensfroh. „Es ist, als wenn etwas an mir hängt, aber ich kriege es nicht zu pakken." Frau W. hatte zudem schon etliche Kuren zwecks Gewichtsreduzierung probiert – umsonst. Die Kilos klebten förmlich an ihr. Selbst wenn sie fastete, verlor sie nur sehr wenig an Gewicht. Sie hatte sich akupunktieren lassen und schon etliche Homöopathen aufgesucht wegen ihrer „halblebigen Beschwerden", wie sie es nannte.

Vor mir saß eine stattlich gebaute Frau, die Kompetenz und Humor ausstrahlte. Ich hatte zuhause schon den Anamnesebogen studiert und war der „hereditären Gonorrhoe", also dem ererbten Tripper bereits auf die Spur gekommen. Vorsichtshalber fragte ich aber dennoch die charakteristischen Symptome ab:

Einseitige Knieschmerzen
Fischig riechender Ausfluss
Blasenentzündungen
Bindehautentzündung

Diese Symptome waren nie zu einer Zeit beisammen, sie verteilten sich von Jugend an über das ganze Leben. Alle Jahre kam das eine oder andere Symptom wieder. Sie war zu entsprechenden Fachärzten gegangen, bekam aber weder eine eindeutige Diagnose, noch ein wirkliches Heilmittel. Antibiotika wollte sie möglichst nicht einnehmen. Darum hatte sie sich homöopathisch behandeln lassen. Doch das allgemeine Krankheitsgefühl blieb ebenso hartnäckig wie das Auftauchen eines der Symptome. Sie hatte gehört, dass ich gerne die Ursache einer Krankheit behandle, was man „miasmatisch" nennt und war ganz gespannt, was da wohl auf sie zukommen würde. Unvergessen der Einstiegsdialog mit hessischem Akzent:

„Tja, Frau W., die Symptome – Blasenentzündung, fischig riechender Ausfluss, Bindehautentzündung und Arthritis – gehören zu einem Muster. Genauer zum ererbten Tripper. Da hatte wohl jemand in Ihrer Großelterngeneration den Tripper – Spaß mit Folgen ..."
„Ja, des glaub isch sofott! Mei Opa, des wor e ganz dollä Hescht."
„Aha!"

„Ha, jo, des kann isch mer vorschtelle, der im Buff. Klar!"
Solange der Tripper im System ist, kann Heilung nicht wirklich statt-
finden. Also, schlage ich erst mal „Tripper-Ex" vor.
„Frau W. lacht schallend: Des lass isch mer gfalle – Dribber-Ex!"
„Ja, mehr ist momentan nicht zu tun. Sie nehmen eine Woche
Medorrhinum, die Tripper-Nosode in C30, die nächste Woche Thuja
C30, dann wieder Medorrhinum und wieder Thuja."
„Legen Sie ein Gesundheitsheft an und beobachten Sie in den 4
Wochen, was an den Körperöffnungen geschieht. Das notieren Sie
bitte. Was immer da kommt, ergibt erstens einen Sinn, zweitens ein
Symptommuster. Die Körperöffnungen sind sozusagen „Hotlines" zu
den inneren Organen.
„Des isch ja sowieso e heisse Sach. Dribber – ja isch glaubs ja net.
Jez bin isch gschpannt, Sie."
Die vier Wochen gingen ins Land und Frau W. berichtete, dass alle
Tripper-Symptome mal kurz vorbeikamen, dann aber wieder gingen
und sie zunehmend eine unglaubliche Befreiung und Erleichterung
spüre. Sie hatte noch nie in ihrem Leben soviel Spannkraft und
Vitalität gehabt. Ihr Lebensgefährte wusste gar nicht, wie ihm
geschah, denn Frau W. fiel abends nicht mehr todmüde ins Bett, son-
dern die beiden gingen erstmals ins Kino.
Sie fiel auf ihrer Krankenstation durch ihre positive Stimmung auf.
Natürlich wollte man wissen, was für eine Therapie sie durchlaufe.
Sie war klug genug, nicht gleich mit dem „Erbtripper" herauszuplat-
zen, denn für viele Menschen ist eine Geschlechtskrankheit ein Tabu-
Thema.
Sie kam nach 5 Wochen wieder in die Praxis, strahlend und vor Kraft
strotzend. Die Rückenschmerzen waren deutlich weniger geworden.
Ein altes Leiden kehrte wieder: die dicken Beine am Abend. Es zeig-
te sich ein Venen- und Lymphstau, der eigentlich zur primären
Sykose gehört. Aber der Körperlogik folgend wollte ich erst sicher
sein, dass keine entzündlichen Zustände übersehen werden und akti-
vierte mit Lycopodium C30 die sekundäre Sykose und damit die

MITTE. Kaum ein Heilungsprozess, der nicht Lycopodium und der damit verbundenen Thematik der Rückkehr zum Natürlichen, zur Mitte, zur Erde bedarf! Dazu verordnete ich eine intensive Enzymtherapie, um den Stoffwechsel und die Immunkräfte anzuregen. Nach weiteren 4 Wochen waren die Rückenschmerzen ganz verschwunden und die Ödeme waren nur noch ein Mal aufgetaucht. Frau W. fühlte sich sehr gut und spürte noch mehr Lebensenergie. Sie war voller Tatendrang und hätte am liebsten die Therapie beendet. Ich erklärte ihr, dass eine chronische Krankheit und erst recht ein ehemals tripperverseuchtes System bis an die Haut, also die Peripherie geleitet werden sollte. Das sah Frau W. ein. Ihre Unruhe und Launenhaftigkeit waren ungewohnt, doch für mich schon ein Heilungszeichen der nächst leichteren Ebene, der Tuberkulinie. Ich gab ihr Pulsatilla C30. Nun traten keine Ödeme mehr auf. Dafür kam aber noch mal die Menstruation heftiger als sonst. Das empfand die Patientin als reinigend. Mit Phosphor C30 und Tuberkulinum C30 regte ich die Tuberkulinie an. Was geschah? Frau W. rief schon nach 10 Tagen an und schilderte Grippesymptome: Abgeschlagenheit, Schnupfen, Schwitzen. Damit hatte sie nicht gerechnet – wie übrigens kein chronisch Kranker! Jeder meint, in der gespannten Energielage (Sympathikotonie) könne Heilung stattfinden. Ein Naturgesetz sagt jedoch „Aus der RUHE kommt die Kraft". Folglich kommen in der tuberkulinen Heilungsphase zwei wichtige und logische Körperreaktionen zusammen. Das ist das Immuntraining durch eine grippeähnliche Phase und die Notwendigkeit, die „Grippe" in Ruhe auszukurieren.

Deshalb verordnete ich keine Arznei, sondern Bettruhe. Erst jetzt kam Frau W. auch innerlich zur Ruhe. Sie verstand auf einmal, wie sinnvoll es war, nicht gleich wieder in der Arbeit loszulegen. Sie überließ ihren Organismus dem natürlichen Reinigungsprozess und dachte über vieles nach, was sie im künftigen Leben ändern würde. Sie nahm sich 2 Wochen Zeit, um sich ein paar Tage krank schreiben zu lassen und ansonsten auf Sparflamme zu arbeiten. Sie wurde gelassener. In dieser Phase beobachte ich oft bei Patienten einen Reifeprozess des Bewusstseins. Es ist die Zeit der Einsicht und des festen Entschlusses, wirklich eine Änderung in den Dingen vorzunehmen, die vormals krank gemacht hatten. Dazu braucht man Zeit und Ruhe. Die Weisheit der Natur lehrt, dass Heilung eben nicht nur das Verschwinden von Symptomen bedeutet, sondern der Schritt aus der Stresslage in die Entspannung und von dort nochmal tiefer in die Ruhe (Vagotonie). In der Ruhe klingt etwas nach und bauen sich ganz allmählich die Kräfte wieder neu auf.

So war es auch bei Frau W. Eines Tages kam sie und sagte, sie spüre, jetzt sei sie wirklich gesund und habe das Gefühl von ganz sein und heil sein. Ich hatte auch den Eindruck, dass der Heilungsprozess abgerundet werden kann. Ich verordnete ihr Sulphur C200. Es kam für ein paar Tage ein Juckreiz auf den Armen und an den Beinen, der von alleine wieder ging. Die Krankheit hatte den Organismus über die Haut verlassen.

Frau W. schildert das, was alle Patienten bestätigen, wenn sie einmal gründlich miasmatisch behandelt wurden: sie hat mal eine Erkältung, ist auch mal im Berufsstress oder hat auch mal Alltagsprobleme. Aber sie sinken nicht mehr tief ein. Sie werden vom Immunsystem elastisch aufgefangen und vom Bewusstsein rechtzeitig als Signale verstanden, eine Pause im Leben einzubauen und wieder den Lebensrhythmus zu finden.

Die humorvolle Patientin wurde ganz gesund und ist es bis heute und fasste ihren Heilungsprozess mit den Worten zusammen:

„Isch hett net geglaubt, dass isch nomol gsund wärd. Isch hätt au net glaubt, dess der alde Kärl mit seim Dribber mir des Lebe so schwer mache konnt un isch des au noch geerbt häb. Jez isch endlich Friedde un des merk isch. Bin isch froh, dass der Gstank wie a Nordseegschäft weg isch!"

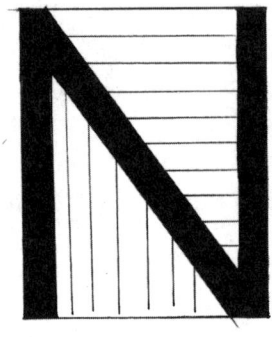

Fragenkomplex zu „Natürlich"

1. Äußere ich meine emotionalen Bedürfnisse? ①　②　③　④　⑤

2. Wenn jemand etwas von mir will, sage ich als erstes Nein?
①　②　③　④　⑤

3. Habe ich ein Gefühl dafür, was mir gut tut? ①　②　③　④　⑤

4. Spüre ich, was mir gut tut und höre darauf? ①　②　③　④　⑤

5. Hole ich mir lieber Rat bei anderen, weil ich nicht weiß, was mir gut tut? ①　②　③　④　⑤

6. Ist es für mich natürlich, ab und zu erkältet zu sein?
①　②　③　④　⑤

7. Habe ich nie oder selten am Arbeitsplatz gefehlt? ①　②　③　④　⑤

8. Spüre ich, wann das Limit der Überforderung erreicht ist?
①　②　③　④　⑤

9. Bevorzuge ich natürliche Heilweisen? ① ② ③ ④ ⑤

10. Greife ich erst zu chemischen Medikamenten und danach zu alternativen? ① ② ③ ④ ⑤

12. Ist die ganzheitliche Behandlung für mich das Wichtigste?
① ② ③ ④ ⑤

13. Habe ich selten Antibiotika oder andere „Anti-s" eingenommen?
① ② ③ ④ ⑤

14. Habe ich mich oft impfen lassen? ① ② ③ ④ ⑤

15. Vertraue ich auf ein starkes Immunsystem? ① ② ③ ④ ⑤

16. Ist mir klar, dass ich durch jede Impfung dem Organismus sage „Du kannst das nicht alleine"? ① ② ③ ④ ⑤

17. Erkenne ich in meinem Leben, wo ich überall die Ausnahme zur Regel mache? ① ② ③ ④ ⑤

18. Verlasse ich mich auf mein Bauchgefühl? ① ② ③ ④ ⑤

19. Erkenne ich rechtzeitig, was mir nicht gut tut? ① ② ③ ④
⑤ ⑥

20. Erkenne ich, dass ich meinen individuellen Heilungsweg finden muss? ① ② ③ ④ ⑤

21. Bin ich bereit, im Leben gravierend etwas zu ändern, um gesund zu werden? ① ② ③ ④ ⑤

22. Kann ich klar eine Grenze zu meinem Wohl ziehen?
① ② ③ ④ ⑤

23. Finde ich, wir Menschen sind alle miteinander vernetzt, da muss ich keine Grenzen ziehen?
① ② ③ ④ ⑤

24. Erschaffe ich mir einen eigenen Privatraum? ① ② ③ ④ ⑤

45–70 Punkte

Sie wollen auf „Nummer Sicher" gehen, das ist verständlich. Sie respektieren auch eine Autorität – Ihre Therapeuten, Lehrer und Kollegen. Wie steht es aber mit Ihrer Eigenautorität? Sie lassen sich im Augenblick viel zu sehr von „öffentlichen" Meinungen von sich selbst ablenken. Sie vertrauen den Pillen und technischen Hilfsmitteln mehr als der Natur. Die ist irgendwo da draußen und Sie meinen, mit Stein, Baum und Tier nichts zu tun zu haben. Das ist der eigentliche Hinderungsgrund, warum die Heilung mühsam ist und immer wieder stagniert. Es gibt aber kein wirkliches Heilungshindernis. Es sind Ihre Zweifel an der Natürlichkeit des Heilwerdens, die im Wege stehen. Tun Sie den ersten Schritt aus dem Schattenreich des Zweifelns heraus, indem Sie mehr Ihrem GEFÜHL vertrauen. Heilung findet nicht im Kopf, in der Vorstellung statt.

70–80 Punkte

Sie schieben Ihre Heilung buchstäblich vor sich her wie eine Schubkarre mit bestem Humus. Sie suchen draußen die Lösung, jagen hinter Wundermitteln und Wunderkuren her. Dabei haben Sie die größte Gabe zur Verfügung, um heil und ganz zu werden: Sie haben Sinn für Schönheit, Ordnung, Proportion, einen guten Geschmack. Sie fühlen genau, was richtig ist. Aber das Angsthäschen in Ihnen bekommt zu viel Nahrung durch die Meinung anderer Menschen. Halten Sie einfach mal inne und besinnen sich auf Ihre Qualitäten. Sie sind ein durch und durch guter Mensch, Sie sind nur noch nicht gut zu sich selbst. Da fängt Heilung aber an. Vertrauen sie Sie sich selbst, dann fällt alles auf einen fruchtbaren Humus.

80–90 Punkte

Es geht voran! Viele alte Glaubenssätze haben Sie abgebaut und Ihren individuellen Heilungsweg gefunden. Sie sind unkonventionell im Denken, das ist ein großer Vorteil, wenn man eine Krankheit überwinden will. Mutter Natur ist in Ihnen erwacht, Sie erkennen wieder Gesetzmäßigkeiten und haben sich entschlossen, sie wieder zu beachten. Das ist eine intelligente Entscheidung. Dummheit führt in die Krankheit, Intelligenz führt in die Heilung. Dazwischen gibt es den Umkehrpunkt. Den haben Sie intuitiv erfasst und sich für Natürlichkeit entschieden. Damit haben sie Sie auch einen Bonus für die Zukunft erworben: Rechtzeitig zu spüren, was Ihnen gut tut und was nicht.

Das Natürliche ist einfach

Unser Zeitgeist täuscht uns allerlei vor. Er hat eine zweifelhafte Meisterschaft darin erreicht, soviele Naturgesetze wie möglich aus den Angeln zu heben und die Ausnahme zur Regel zu machen. So ein Zeitgeist setzt sich aus Millionen von individuellen Bewusstseinsträgern zusammen, die in manche Denkbahnen und Verhaltensweisen einträchtig miteinander immer in dieselbe Kerbe hauen. Was alle denken, muss ja stimmen. Was irgendeine Autorität vom hohen Podest aus sagt, muss ja relevant sind. Was an Ratten ausprobiert wurde, muss ja für uns Menschen Heilung bringen. Komplizierte Therapiemethoden machen mehr her als einfache. Die Liste der Meinungen und des Wissens aus zweiter Hand ließe sich beliebig fortsetzen. Unser Zeitgeist geht nur bis an den Punkt, bis sich etwas Lukratives abzeichnet, dann kommt es sofort auf den Markt.

Heilkunde war Jahrtausende lang immer Erfahrungsheilkunde. Heute brauchen wir das nicht. Ein Medikament wird an Labortieren ausprobiert und 1:1 beim Menschen eingesetzt. Für diese Hybris des menschlichen Geistes sterben Millionen Labortiere und werden Milliarden an Forschungsgeldern verwendet. Wir suchen keine einfachen Lösungen, denn dazu müssten wir „nur" bei der Natur und ihren Gesetzmäßigkeiten in die Lehre gehen. Nein, wir lieben es spektakulär, wir wollen Wundermittel, wir wollen das Gipfelerlebnis ohne den mühevollen Anstieg. Wir wollen Ziele ohne Prozess erreichen. Wir wollen, wollen, wollen. Das macht uns süchtig nach allem Möglichen, vor allem nach der schnellen Lösung, damit wir weiter rasen können, immer der Zeit hinterher, immer mit tausend Terminzetteln beklebt. Bis wir zusammenbrechen, dann folgt die Krönung des abgeirrten Geistes, indem wir einen Schuldigen für die Misere suchen und finden und alles tun, damit die Symptome so schnell wie möglich verschwinden. So rasen wir in chronische Krankheiten hinein und liegen irgendwann platt am Boden. Wir haben keinen Lebensrhythmus mehr, spüren uns nicht mehr und sind wie gelähmt. Wir erkennen keine Regeln und Gesetzmäßigkeiten mehr. Was früher die Ausnahme war, ist jetzt zur Regel erhoben. Das ist das Krebs-Miasma, das ist der Ausdruck der Seuche, die ohne Ansehen der Bildung, der Lebensweise, des Alters und des Organortes sich seit 100 Jahren durch unsere Zeit frisst. Jedes Jahr etwas schneller und destruktiver. Wir können 1000 Mittel „gegen Krebs" finden, wenn wir nicht an der Ursache arbeiten, bleibt unsere Zeitgeistseuche Sieger. Wie drinnen, so draußen! Erst muss sich grundlegend das Bewusstsein ändern, in jedem von uns, so dass ein neuer kollektiver Geist entsteht. Dann wird Krebs überflüssig. Wir meinen, ihn totspritzen, totstrahlen, wegschneiden und vergiften zu können, weil wir ihn als Sache, als Ding isoliert vom Inhaber betrachten. Alle Krebsheilungen basieren auf einer grundlegenden Änderung im Denken, Fühlen und Handeln. Diesem Bewusstseinswandel folgt der Organismus und nicht umgekehrt. Gar nicht mal so wenige Krebskranke verbringen Jahre in einem Zwischenzustand, indem sie nicht gesund werden, aber auch nicht lebensbedrohlich krank. Ich habe etliche Patienten in diesem Stadium kennen gelernt. Allen war gemeinsam, dass sie eine Eigenfunktion in ihrer Krankheit gefunden hatten. Sie blieben im Gespräch, suchten immer neue Mittel gegen Krebs, besuchten viele verschiedene Therapeuten, hatten sich im Internet kundig gemacht, was es alles an Therapien gibt und erhielten überall volle Aufmerksamkeit. Sie waren Reisende in Sachen Krebs. Doch der entscheidende Bewusstseinswandel hatte noch nicht stattgefunden. Der Geist hatte der Materie noch nicht die zündenden Impulse gegeben. Die Folge davon war, dass die überaus intelligenten Immunzellen nicht so richtig in Fahrt kamen. Das A und O bei Krebs wie bei jeder chronischen Krankheit ist ein gut funktionierendes Immunsystem. Die immunkompetenten Zellen brauchen klare Instruktionen, damit die entarteten und kranken Zellen erkannt und eliminiert werden. Besonders die Fresszellen (Makrophagen und neutrophile Granulozyten) brauchen buchstäblich den Impuls, ihr Licht anzuzünden. Sie können nämlich wie ein Glühwürmchen leuchten und auf ihrer Wanderung durch die Blutbahnen jeden Winkel nach etwaigen Fremdkörpern und Störenfrieden ausleuchten. Alle Zellen sind miteinander vernetzt, sie tauschen permanent Informationen aus. Sobald etwas Verdächtiges entdeckt wird, das der Harmonie des Organismus schadet, stehen ganze Abwehrtruppen auf und vernichten die kranken, verformten, bakteriell oder virenbesetzten Zellen auf viele verschiedene Arten.

Unser Immunsystem ist ein einziges Wunderwerk an Logik, Synergie und Harmonie. Wenn es lahmgelegt wird, heißt das, es bekommt nicht die nötigen stofflichen, emotionalen und mentalen Informationen. Eine Aktivierung bedeutet immer gesunde Nahrung, passende stoffliche, emotionale und mentale Botschaften.

Selbst die beste Heilmethode kann der Intelligenz des Immunsystems nicht das Wasser reichen. Sie sollte ihm so ähnlich wie nur möglich werden. Bei der Natur in die Lehre zu gehen heißt, den natürlichen, gesetzmäßigen Weg zu gehen und alles andere, was akut mal notwendig ist – Operation, Bestrahlung, Gifteinsatz, Antibiotikum usw. – als Ausnahme zu würdigen.

Wer jetzt „Ja, aber…." sagt, hat das noch nicht begriffen. Es dauert auch, bis man das begreift. Dazu muss man ja gewohnte Denkbahnen und gelernte Glaubenssätze aufgeben. Wir fordern das von unseren Patienten. Tun wir es denn selbst auch?

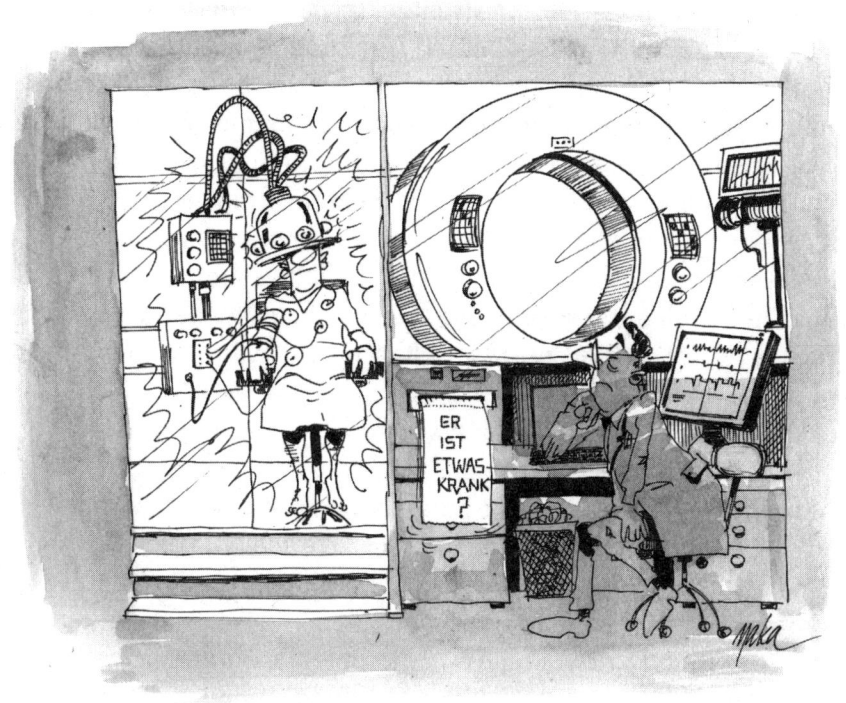

Vorne liest er Zeitung, hinten brennt er

Diesen herrlichen Ausspruch habe ich von dem einem befreundeten Arzt, Dr. Reinhard Knop, übernommen, mit dem ich zusammen arbeite und der unter anderem eine sehr kreative Form der Psychotherapie ausübt. Wenn es um die kreative Lösung von Konflikten hinter einer chronischen Krankheit geht, nehme ich gerne seine Hilfe in Anspruch. So sind besonders Krebspatienten immer mal wieder bei uns beiden in Behandlung.

Herr L. hatte schon seit 5 Jahren Prostatabeschwerden und schließlich Krebs. Er hatte schon alles Mögliche probiert, war bei etlichen Homöopathen in Therapie gewesen und hatte zahllose Arzneien und

Nahrungsergänzungsmittel geschluckt. Der Krebs wucherte erst langsam, dann immer schneller. Es kamen schwere Einschränkungen beim Wasserlassen und stechende Schmerzen hinzu. Der Tumor lag so ungünstig, dass man ihn nicht operieren konnte. Wenn man Herrn L. begegnete, kam man nie auf die Idee, er könnte krank sein. Er war jovial, etwas langsam im Denken. Mir kam er einfach wie ein gutmütiger Faulpelz vor. Den Konflikt hinter seinem Krebs anschauen – ja, das sah er schon irgendwie ein. Aber es fehlte die Motivation. Sein Alltag lief in den alten Bahnen, sein Denken kreiste in bestimmten Geleisen. Seine unbewusste Botschaft nach außen war, dass ihn sein Krebs eigentlich nichts anginge. Er war lästig, gewiss. Herr L. hatte die Vorstellung, er müsse nichts ändern, nur der bösartige Tumor müsse endlich verschwinden.

In diesem Zustand kam er zu mir. Als er merkte, dass bei mir Arbeit angesagt ist, sagte er immer wieder die Termine ab. Doch dann musste er als Notfall ins Krankenhaus. Das rüttelte ihn einigermaßen wach und er erkannte, jetzt muss etwas geschehen. Dank der homöopathischen Mittel und nur wenigern Antibiotikagaben konnte er bald das Krankenhaus verlassen. Ich schickte ihn zu meinem Arzt-Freund, damit er endlich aus der Lethargie in die Eigenverantwortung wechselt. Der Zeitpunkt war insofern günstig, als der Patient immerhin spürte, jetzt sei es höchste Zeit, etwas zu verändern, da die Körperkräfte deutlich nachließen. Mein Freund fasste die energetische Situation in seinem trockenen Berliner Humor so zusammen: „Unfassbar, dass er nicht begreift, wie schwer krank er ist. Hinten brennt er schon und vorne liest er noch die Zeitung!“

Doch die Behandlung griff, denn der Patient arbeitete aktiv mit, indem er sich mit dem Selbstbild als Mann ebenso auseinandersetzte wie mit den natürlichen körperlichen Bedürfnissen. Der Bann war gebrochen, das Immunsystem erstarkte, die Blutwerte wiesen deutlich mehr immunkompetente Zellen   aus und der Tumor schrumpfte. Herr L. war dadurch sehr motiviert. Die Natürlichkeit im Denken und Handeln kehrte zurück. An die Stelle des dauernden Jammerns trat das Gefühl, wann Umtriebigkeit, wann Ruhe angesagt sind. Anstatt mit jedem über die Krankheit zu tratschen, kümmerte sich der Patient mehr um sich. Statt irgendwelche Schuldigen im Außen zu suchen, die ihn in den „Revierkonflikt" gemobbt hatten, sah er auf das, was sein Beitrag zur Krankheit war. Er ging wirklich in sich, wie man so schön sagt. Dadurch konnten sich die Kräfte auf allen Seinsebenen sammeln und mit dem Tumor fertig werden.

Auch das lehrt die Praxis: Wenn das Bewusstsein des Krebskranken wirklich auf allen Ebenen zu heilenden Einsichten kommt, der Mensch die Erkenntnis auch in die Tat umsetzt, arbeitet das Immunsystem auf Hochtouren. Es braucht dann zwar auch „Futter" in Form von basischer Nahrung, Entsäuerung, Enzyme und natürlich miasmatische Mittel der Homöopathie, aber der zentrale Impuls muss von der höchsten intelligenten Instanz, vom Höheren Selbst aus kommen. Nur so kommt es zu dem erwünschten Resonanzphänomen, dass die geistige und körperliche Zellintelligenz die Lebenskraft verstärkenverstärken.

Bleibt zu sagen: der Bann der schweren Krankheit ist gebrochen, der Krebs hat sich in einen kleinen abgekapselten Tumor verwandelt. Die Schmerzen sind weg, die Beeinträchtigung beim Wasserlassen ist minimal, die Blutwerte sind optimal, das Immunsystem arbeitet sehr gut, so dass ich zum Zeitpunkt der Niederschrift dieses Falles sagen kann: den Rest schafft der Patient auch noch.

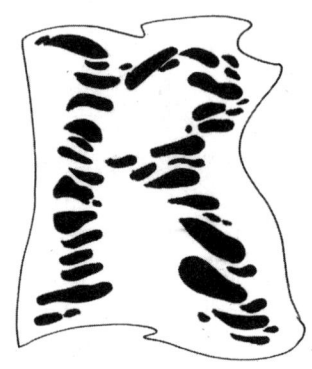

Fragenkomplex zu „Rhythmus"

1. Habe ich schon mal den Rhythmus der Jahreszeiten bewusst erlebt? ① ② ③ ④ ⑤

2. Habe ich schon bemerkt, dass alles im Leben rhythmisch verläuft? ① ② ③ ④ ⑤

3. Merke ich, wenn ich keinen Lebensrhythmus mehr habe? ① ② ③ ④ ⑤

4. Habe ich begriffen, dass Heilung die Wiederkehr von Lebensrhythmus ist? ① ② ③ ④ ⑤

5. Gestatte ich mir genügend Pausen bei der Arbeit? ① ② ③ ④ ⑤

6. Leide ich unter Schlaflosigkeit? ① ② ③ ④ ⑤

7. Vermeide ich aggressiv zu sein, aus Angst, ich könnte jemandem weh tun? ① ② ③ ④ ⑤

8. Übe ich mich täglich darin, einen Rhythmus zwischen Aktivität und Passivität zu finden?
① ② ③ ④ ⑤

9. Gebe ich mich gelegentlich der Muße hin und tue nichts?
① ② ③ ④ ⑤

10. Kann ich gut loslassen? ① ② ③ ④ ⑤

11. Fällt es mir schwer, Besitz loszulassen? ① ② ③ ④ ⑤

12. Fällt es mir schwer, Probleme von Familienangehörigen loszulassen?
① ② ③ ④ ⑤

13. Kümmere ich mich genügend um meine Belange und Bedürfnisse? ① ② ③ ④ ⑤

14. Gönne ich mir öfter eine Auszeit? ① ② ③ ④ ⑤

15. Bewege ich mich körperlich rhythmisch? ① ② ③ ④ ⑤

16. Fühle ich mich steif und unbeweglich? ① ② ③ ④ ⑤

17. Sind meine Handgelenke locker und kann ich kann sie mühelos schnell umeinander schnell drehen? ① ② ③ ④ ⑤

18. Kann ich mit Worten ausdrücken, was ich fühle? ① ② ③ ④ ⑤

19. Habe ich eine eher monotone Stimme und Sprache? ① ② ③ ④ ⑤

20. Drücke ich mich schöpferisch aus durch Malen/Singen/Tanzen/Schreiben oder etwas Ähnliches? ① ② ③ ④ ⑤

21. Begreife ich, dass Worte heilen können? ① ② ③ ④ ⑤

22. Habe ich schon erlebt, dass Worte verletzen können?
① ② ③ ④ ⑤

23. Kann mich Musik inspirieren? ① ② ③ ④ ⑤

24. Habe ich eher Angst vor der Stille und Einsamkeit?
① ② ③ ④ ⑤

45–70 Punkte

Alles, was mit Rhythmus zu tun hat, ist Ihnen irgendwie verdächtig. Sie mögen es lieber kontrolliert immer geradeaus von A nach B. Das macht Sie sicher. Sie haben sich gut unter Kontrolle. Alles , was von Ihrem Weltbild der Geraden und Fakten abweicht, ist Ihnen suspekt. Diese Haltung ist der Grund, warum Ihre Heilung nicht nach vorne geht und schon eine Weile stagniert. Der Zustand als solcher ist normal im Heilungsprozess. Er sollte nur bald überwunden werden. Achten sie Sie mal darauf, wie oft Sie sagen: „Und was ist, wenn das nicht klappt?" Die Was-ist-wenn-Haltung ist tückisch, sie gaukelt Sicherheit vor. Der nagende Zweifel ist es, der Ihre Stimme monoton macht. Man hört Ihnen nicht (mehr) gerne zu. Der Zweifel hat einen scharfen Geruch. Für eine Weile ist er erträglich, aber dann wird er ätzend. Sie spüren das ganz genau. Es kommt bald der Moment, in dem Sie sich entscheiden müssen, ob Sie nicht lieber den Duft der Freiheit atmen und einen Lebensrhythmus in sich zum Erleben bringen wollen.

70–80 Punkte

Sie können gut alleine sein und lieben das gesprochene Wort? Wunderbar! Das kann Ihnen helfen, aus dem Schneckenhaus heraus zu treten ins volle Licht der Heilung. Sie zögern zu lange und verpassen dadurch viele Gelegenheiten, wo Sie ausdrücken könnten, wie es Ihnen wirklich geht. Es tut gut, etwas auszusprechen, was Ihnen buchstäblich im Halse stecken geblieben ist. Vertrauen Sie auf Ihre Gabe, die richtigen Worte zu wählen. Sie werden sehen, man wird Ihnen zuhören. Haben Sie nicht Lust, mal wieder zu tanzen, zu singen, zu scherzen, unbeschwert im Kreis netter Menschen zu sein? Lassen Sie sich finden. Heilung findet nicht nur im stillen Kämmerlein statt, der Grad der Heilung zeigt sich auch in der neu erschaffenen Beziehungsfähigkeit.

80–94 Punkte

Endlich schwingt es wieder in Ihrem Leben. Sie haben es erkannt: Alles im Leben ist rhythmisch. Sie gehen anders, Ihre Stimme klingt melodischer, Sie sehen gesünder aus. Die Spaziergänge oder der leichte Sport haben Sie der Natur ein Stück näher gebracht. Achten Sie mal auf Ihre Handgelenke. Sie werden sehen, je kreativer und lebensfroher Sie werden, umso flexibler werden die Gelenke. Sie spüren schon den Morgenwind, das Ende der Therapie und die Heimkehr zum eigenen Lebensrhythmus.

Vom Sinn des Rhythmus

Ich möchte dazu ein einfaches Bild wählen:
Sie stehen in der Mitte von einer Wippe und wollen die ins Gleichgewicht bringen. Die eine Seite steht für „Ordnung", die andere für „Chaos". Nur Ordnung macht ebenso krank wie nur Chaos. Die richtige Mischung macht's. Ist die Wippe in Balance, dann leben Sie 3 Teile Ordnung und 1 Teil Chaos. Ich weiß, das klingt komisch. Jeder meint, die Wippe müsste eine Gewichtsverteilung von 50 % zu 50 % haben. Wenn Sie in der Mitte stehen und jedes Bein mit 50 % belasten, bewegt sich nichts mehr. Dann können Sie genauso gut irgendwo auf dem Boden stehen. Sie stehen aber auf einer Wippe, die auf Bewegung angelegt ist. Wenn man ihre Bewegung grafisch umsetzt, entsteht eine Wellenlinie. Es geht rauf und runter. Ist klar, nicht wahr? Jetzt haben Sie schon etwas Zentrales begriffen: Leben ist rhythmische Bewegung = Schwingung.

Heilwerden ist die Rückkehr zum eigenen Lebensrhythmus, zur eigenen Schwingung. Dazu sollte die „Lebenswippe" in Bewegung bleiben. Dazu verlagern Sie dauernd das Gewicht. Das Unglaubliche ist von der modernen Physik inzwischen bestätigt: Sie bewegen sich optimal im Verhältnis 3:1.

Drei Anteile sind Aktivität: Sie verlagern mit Kraft das Gewicht, damit sich bei der Wippe der hoch stehende Schenkel wieder senken kann. Ein Anteil ist Passivität. Das ist auch klar. Wenn Sie das Gewicht verlagern, ist das andere Bein passiv.

Wir wollen die beiden stressbesetzten Begriffe „Ordnung" und „Chaos" mit Synonymen versehen:

Ordnung ☞ Selbstverwirklichung ☞ schöpferisches Tun ☞ Naturgesetze ☞ Sinnfindung ☞ Chaos ☞ Orientierungslosigkeit ☞ Vielheit ☞ Durcheinander ☞ Sinnsuche

Chronisch krank werden wir durch die Fixierung auf „nur Ordnung" oder „nur Chaos".

Ich hatte mal eine Krebspatientin, die nur in Hektik war, alles Mögliche für sich und andere organisierte, sich pausenlos noch mehr Arbeit aufhalste, unzählige Pillen schluckte, Yoga ausübte und sich wunderte, dass keine Heilung stattfand. Weder hatte sie Zeit, über ihre Krankheit zu reflektieren, noch über Heilung nachzudenken. Sie erlebte um sich herum nur Chaos, weil sie selbst das Chaos produzierte. Ihr Aktionismus hatte keinen Rhythmus, keine Pause. Das war das Problem. Dauernd nur über seine Diagnose nachzudenken ist genauso krank, wie gar keinen Gedanken daran zu „verschwenden". Erst als die Patientin mühsam lernte, in ihrem Alltag wieder einen Rhythmus zu finden, sich um sich selbst zu kümmern, hinein zu spüren, wie es ihr wirklich geht, begann ihr erfolgreicher Heilungsprozess. Für sie grenzte es an ein Wunder, dass sie ihre vielen Aktivitäten viel leichter erledigte, seit sie Pausen einlegte.

Was ist denn der Sinn der Pause?

Schon zu Beginn der Therapie, wenn es Regeln und Veränderungen zu beachten gilt, führen wir den „freien Tag" pro Woche ein.
Das bedeutet, der Patient legt, bildlich gesprochen, seine Krankheit in den Liegestuhl, führt keine therapeutische Maßnahme durch und nimmt keine Mittel ein, sondern tut, trinkt und isst, was er/sie will. Auf diese Weise entstehen ein Behandlungsrhythmus und eine sanfte Lösung von der Fixierung „nur **das** ist richtig". Toleranz und Loslassen von Verboten müssen chronisch Kranke erst erlernen. Indem an einem Tag pro Woche alles erlaubt ist und ich grundsätzlich keine Verbote oder Gebote ausspreche, halten sich die Patienten viel leichter an die Regeln. Humor kehrt auf diese Weise in die ernsthafte Therapie ein. Das erfreuliche Resultat ist, dass die Patienten ihre Angst verlieren, etwas falsch zu machen und ihre Abhängigkeit

von dem Glaubenssatz „Ich kann nur gesund werden, wenn ich Pillen schlucke". Heilung heißt frei und eigenverantwortlich werden. Durch die Behandlungspause überträgt sich nonverbal die Botschaft an das System des Patienten: „Heute kannst du das alleine". Das ist eine wunderbare Vorübung für die Zeit nach der Therapie. Nach unserer Erfahrung geschehen die meisten Heilungsschübe durch die Pause. Warum?

Weil in der Pause etwas nachklingt, nachwirkt, ausreift, dann für einen Moment nichts ist (wie in der Refraktärzeit der Nerven) und sich allmählich neue Kräfte für das Kommende ansammeln. In die Pause zu kommen, heißt nach der Entspannung in die Ruhe zu gelangen. Wir alle kennen den uralten Weisheitsspruch:

In der <u>Ruhe</u> liegt die Kraft.

Nicht die Ent-Spannung lädt die Lebensbatterien und die schöpferische Kraft auf, sondern das vollkommene Loslassen in der Pause. Wie heißt es bei Joseph Haydn, einem der produktivsten Komponisten unserer Kultur, in einem seiner humorvollen Lieder so einladend:

FAULHEIT,
endlich muss ich dir
auch ein kleines Loblied singen.
Ach, ich fühl's, ich werde matt.
Nun, so magst du mir vergeben.
Ach, ich will mein Bestes tun,
nach der Arbeit ist gut ruhn.

Chronisch kranke Menschen haben nur das einseitige pausen-lose Arbeiten kennen gelernt. Indem wir die Pause therapeutisch einsetzen, lernen sie das Verbot aufzuheben, faul zu sein oder, um es schöner auszudrücken, sich der Muße, dem süßen Nichtstun hinzugeben.

Dies weckt die Lebenslust mehr als tausend gut gemeinte Worte und Taten. Ein Patient, der von schwerer Krankheit genas, kommentierte den ersten freien Tag so:

„Als ich abends zum Liegestuhl zurückkam, wo meine Krankheit lag, hatte ich das Gefühl, sie hat sich auch von mir erholt und ich war mir auf einmal nicht mehr sicher, ob ich sie noch komplett brauche."

Vom Sonnenrhythmus

Es gibt zahllose Bücher über den Mondrhythmus. Er symbolisiert das weibliche, schöpferische Prinzip in der Natur. Die Frau lernt in den Büchern viele Dinge über den richtigen Zeitpunkt, wann man in welcher Mondphase optimal die Haare und Nägel schneidet, den Salat pflanzt, eine Reinigungskur macht und wann man gute Geschäfte abwickeln kann. Das ist alles sehr schön auf dem Papier und Kalender. Aber es entspricht in keiner Weise der Realität. Wir haben ein Heer allein erziehender Mütter, karrieresüchtiger Frauen, ein Single-Bewusstsein, ein gesteigertes lesbisches Bewusstsein und viele neue Frauenkrankheiten. Kaum noch eine Frau ist ohne gravierende Probleme — mit sich, ihrem Lebenssinn, mit Partnerschaft und vor allem mit dem Sinnverlust ihrer mondgesteuerten Menstruation. Die Emanzipation, was wörtlich „Loslösung" heißt, hat ganze Arbeit geleistet, indem Frauen die männlichen Domänen erobert haben und damit auch die vormals männlichen „Managerkrankheiten". Viele Frauen wollen männliche Kopien sein. Wir haben in Politik, Wirtschaft und Wissenschaft keine weiblichen Lösungen vorliegen, sondern Frauen, die wie Männer Lösungen suchen. Ich sehe die gesamte Entwicklung als notwendig und erkenne auch, dass wir modernen Menschen in Sachen „Beziehung, Familie, Beruf" noch in einer Experimentierphase stehen.

Es kann aber nicht schaden, schon mal in die Zukunft zu schauen, was notwendig ist, um das Dilemma zu lösen, das sich in einer fortschreitenden Vermännlichung des Weiblichen und im Vertreiben der männlichen Kraft zeigt. Wie oft habe ich inzwischen schon von Frauen gehört, dass sie Männer in der einen oder anderen Weise für überflüssig halten. Die Frau ist tatsächlich von Natur aus multitalentiert und kreativ. Sie kann tatsächlich mehrere Dinge gleichzeitig tun: Kinder gebären, allein groß ziehen, hier und da eine lockere Beziehung pflegen und einen Beruf ausüben. Die Frage ist hier gar nicht, <u>was</u> sie alles tut, sondern WIE.

Kehren wir mal zu einigen Naturgesetzen zurück.
Der Mond reflektiert das Sonnenlicht. Er torkelt um die Erde und ist daher das labile Element. Er beeinflusst die Flüssigkeiten. Im Großen sind das die Gezeiten von Ebbe und Flut, im Kleinen sind das die Flüssigkeiten wie Blut, Lymphe, Rückenmarksflüssigkeit und Gehirnwasser. Die Frau ist der Inbegriff dieses rhythmischen Prinzips. Wenn sie das in sich spürt, wird sie sich an den Tagen der Menstruation zurückziehen, wenig reden und nur minimal arbeiten. Dann lässt sie den Dingen ihren Lauf und kommt innerlich zur Ruhe. Im eigentlichen Sinne sollte sie sich auch körperlich zurückziehen, nicht kommunizieren, keine Termine, keine anstrengenden Arbeiten verrichten, sondern ruhen und ihr Bewusstsein nach innen richten. Die Menstruation hat ja die Botschaft: Jetzt bin ich nicht erreichbar und fruchtbar. Die ganz große Pause kommt dann mit dem Klimakterium, wenn äußerlich die Menseis versiegt und der Organismus zur Ruhe kommt. Aber der Mondrhythmus bleibt wirksam. Viele Frauen werden jetzt geistig schöpferisch, suchen kreative Wege der Selbstverwirklichung und des Selbstausdrucks. Der Mond bewegt auch die „geistigen Gewässer". Seine rhythmischen Bewegungen bringen geistig etwas in Bewegung, vorzugsweise förderliche, schöpferische Kräfte für die Frau.
Die Sonne ist das stabile Prinzip, von der Erde aus betrachtet. Sie bringt durch ihren Jahreslauf die Natur und Jahreszeiten hervor. Die Sonne gibt und der Mond empfängt das Licht. Ohne Sonne gäbe es kein Mondlicht, kein Leben überhaupt. Sie entspricht dem männli-

chen Prinzip, das für Verlässlichkeit, Sicherheit und Stabilität steht. Der Sonnenrhythmus schließt in sich alle Elemente – Erde, Luft, Wasser, Wärme - ein, so dass es Werden und Vergehen, Frühling, Sommer, Herbst und Winter gibt. Dem folgt die grüne Natur, indem sie für ihre Lebewesen Nahrung bereit hält. Der Sonnenrhythmus ist es, der im Jahreslauf die Inhaltsstoffe des riesigen Nahrungsangebotes reguliert. So kommt es, dass Obst und Gemüse, Getreide und alles Nahrhafte eine Hoch-Zeit der Heilkraft haben. Nahrung ist tatsächlich weder eine Selbstverständlichkeit, noch ein notwendiges Übel, sie ist das Heilsamste, was es für ihre Lebewesen gibt, so auch für uns Menschen. Die Sonnenkraft ist durch ihren vermeintlichen Lauf am Himmel nicht immer gleich. Reife benötigt mehr Lichtkraft als der Samen, der im Dunkel der Erde zu keimen beginnt. Jede Art von Arznei ist der Natur in irgendeiner Weise abgeschaut. Die alte Volksheilkunde setzt Heilkräuter ein oder verarbeitet sie zu konzentrierten Arzneien. Im 19. Jahrhundert erkannte man jedoch im Zuge eines neu erwachten Gesundheitsbewusstseins in den ganz normalen Nahrungsmitteln, die uns jahreszeitlich zur Verfügung stehen, den großen Heilwert. Das hieß, nicht nur das einzelne Nahrungsmittel wurde betrachtet. Auch die Kombination von Nahrungsmitteln wurde beachtet, die Art der Zubereitung, wann welche dem Menschen am zuträglichsten ist. Dies alles offenbarte große Heilkräfte einer Ernährungslehre, die nicht, wie sonst üblich, Nahrung dualistisch einordnete in schädliche und gesunde Nahrungsmittel, wobei ja besonders die so genannten Genussmittel immer schlecht abschneiden. Nein, die Ernährung im Sonnenrhythmus oder Jahreslauf geht davon aus, dass die Natur immer ökonomisch und lebensfördernd agiert und deshalb alles zusammen harmoniert, was zu einer Zeit als Nahrung zur Verfügung steht. Diese Ernährungslehre beachtet, wann welches Nahrungsmittel und Genussmittel seine heilsamste Zeit hat. Sie kümmert sich auch nicht darum, wann ein Nahrungsmittel den Tiefstand seiner Heilkraft hat, denn der Tisch ist in der Natur immer reich gedeckt. Dahinter wirkt ein rhythmisch orientiertes Bewusstsein, das eben nicht Erdbeeren zu Weihnachten, Wein jeden Abend oder pausenlos Kaffee braucht. Es „schaut" auf das, was da ist und nicht, was man unbedingt jetzt haben muss und will.

Der Sonnenrhythmus schwingt ein ganzes Jahr lang und es ist höchste Zeit, wieder dafür ein Gefühl zu entwickeln. Dann kehrt auch die männliche Kraft wieder in unser Leben zurück und können die weiblichen und männlichen Energien wieder in Balance kommen. Nur Patriarchat und Sonnenkönig-Bewusstsein ist genauso krank und einseitig wie nur Matriarchat und Mondkalb-Bewusstsein. Wie immer ist es die labile Mitte, das Spiel der Kräfte, das Heilung und Harmonie erschafft.

Den Sonnenrhythmus wieder bewusst zu erfahren, ist keine Sache des vergangenen 19. Jahrhunderts, sondern jederzeit hochaktuell und bei allem Überfluss an Nahrung zu verwirklichen.

Wir können noch so viele chemische und Naturarzneien erfinden und profitabel verkaufen, nichts kommt der Heilkraft der Nahrung gleich, wenn wir sie ehren und dankbar annehmen. Das kann jeder für sich lernen.

Meine Patienten und vor allem Patientinnen müssen dazu keine Bücher wälzen, sondern rausgehen in die Natur, schauen, was wächst jetzt, was bietet die Natur an Nahrung in diesem Monat? Bei chronischen Krankheiten ist das Blut zu dick, sind die feinen Venen- und Arteriengefässe verstopft, Blut, Gewebe und Zellen sind versäuert. Im sauren Milieu fühlen sich Krebszellen sehr wohl und vermehren sich. Die Atmung ist flach, die Zellatmung funktioniert nicht gut und die Immunlage ist miserabel. Das mögen die Krebszellen auch, denn sie können ohne Sauerstoff leben.

Seit eh und je gehörte zur Krebsbehandlung eine ausgewählte vegetarische Ernährung. Naturbelassenes Obst und Gemüse besitzen alles, was wir zum Leben und Heilwerden brauchen. Vor allem haben sie wichtige Helfer des Immunsystems, Enzyme, die den entarteten, fehlerhaften virusbesetzten Zellen ordentlich Dampf machen, indem sie aufspaltende Prozesse beschleunigen und damit die „Speise" für die gierigen Fresszellen vorbereiten. Selbstverständlich kann man mit Arzneien diese Vorgänge unterstützen. Was aber leider in vielen Fällen geschieht, ist das „tonnenweise" Verzehren von Nahrungs-Ergänzungs-Mitteln, also lauter isolierten Vitalstoffen. Sie können ergänzend eingesetzt werden, wenn die Basis stimmt: das Bewusstsein für Heilnahrung. Man komme mir nicht mit dem albernen Argument, unsere Nahrungsmittel hätten durch Überzüchtung und Umweltverschmutzung nicht mehr ihre Heilkraft. Es gibt die Bio-Bewegung und ein intelligentes Gehirn, das man einsetzen könnte, um diese Bewegung zu unterstützen. Wer hat denn die Nahrungsmittel denaturiert, wer hat Wasser, Erde, Luft verseucht? Der menschliche Geist, der als unverbesserlicher Besserwisser pausenlos der Natur ins Handwerk pfuscht.

Sie fühlen sich nicht persönlich angesprochen?

Schade!

Es ist heilsam, unseren kollektiven Zeitgeist zu erkennen und für sich selbst zu entscheiden, welche Kräfte fördere ich mit meinem Geist? Wir können ja nicht nur die Natur zerstören, wir sind intelligent genug, ihre Heilkraft zu fördern.

Erst die Nahrung, die unser Sonnenrhythmus beschert und dann ergänzende Vitalstoffe und Arzneimittel. So ist die Hierarchie, so macht das Leben auf dieser Erde Sinn und hinterlassen wir den Kindern der Zukunft kein Schlachtfeld größenwahnsinniger Ideen, die Natur zu versklaven. Wir haben jederzeit die Wahl zum Einfachen, Naheliegenden zurück zu kehren. Wir brauchen keine tausend Ernährungslehren, Diätpläne, die alle nur Bestsellerzahlen für den Autor bringen, aber nicht für die Heilkunst. Unsere Praxen sind doch voll von Menschen, die alle möglichen Diät-Hits ausgeschöpft haben, ohne abzunehmen und vor allem, ohne jemals das Gefühl von Heilsein erlangt zu haben! Wir brauchen nicht noch mehr, wir haben alles, wenn wir den inneren Fokus ändern.

Das ist natürlich nicht bestsellerverdächtig. Mit solchen Aussagen mache ich mir keine Freunde und werde ich nicht reich. Man will ja an der Krankheit verdienen!

Ich binde mich trotz aller Abirrungen an das Höhere Selbst von uns Menschen, weil ich von unserer Spezies total begeistert bin. Wir können viel Unfug treiben, aber auch Fantastisches erschaffen. Wir können jederzeit umkehren, schlicht und einfach werden und ähnlich der Natur ökonomisch und synergetisch denken und handeln.

Meine Frage ist daher nicht, was ist zu tun, sondern was ist zu lassen. Der Weg in die Einfachheit ist immer rhythmisch. Alles im Makrokosmos und im Mikrokosmos unseres Organismus ist zyklisch, rhythmisch und schwingt. Wir sind das perfekte Abbild der Natur. Wenn wir es ihr ähnlich tun wollen, sollten wir wieder ein Gefühl für den Jahreslauf, für die Heilkräfte jedes Monats entwickeln. Dann offenbart die Natur, wann welches Kraut, welches Nahrungsmittel und welches Genussmittel zur Heilung bereit stehen. Es braucht noch ein paar Jahre, bis es allgemein in unserem Bewusstsein begriffen wird, dass Nahrung und Sonnenrhythmus eins sind. Aber es gibt weltweit immer mehr Studien, die zu dem einfachsten Heilmittel, der gesunden Ernährung, zurück finden und beweisen, was man schon lange in der Volksheilkunde wusste.

Japanische Homöopathen

Wenn irgendwo auf der Welt Kollegen auf Ideen ganzheitlicher Heilkunst kommen, ist es wert, das zu erwähnen. 2006 war ich nach Tokio an die Kaiserliche Homöopathie-Gesellschaft eingeladen, um dort in einem Seminar mein Konzept der ganzheitlichen Krebstherapie darzulegen.

Ich kam geistig nach Hause, denn die Kollegen dort dachten, fühlten und handelten so wie ich. Ihre Grunderkenntnis ist, dass die Ernährung im Jahreslauf wichtig ist, der Patient seine Konflikte hinter der Krankheit erkennen und lösen muss und dass naturheilkundliche Maßnahmen die Homöopathie unterstützen. Wie auch in meiner Praxis treffen sich dort Patienten zu gemeinsamen Atem- und Rezitationsübungen.

Die Öko-Bewegung ist in Japan inzwischen vorbildlich. Aus Japan kommen die wunderbaren Kristallbilder von Masura Emoto, die zeigen, dass mentale Kräfte auf Flüssigkeiten einwirken. Aus Japan kommt auch die EM-Lehre von Prof. Higa, der **E**ffektiven **M**ikroorganismen, die die ökologische Landwirtschaft in ganz Asien revolutioniert hat. Der Schatten zeigt sich darin, dass die japanischen Fischer in fremden Gewässern alles leer fischen. Aber ich möchte auch die positiven Kräfte erwähnen, die am Werk sind. So tauchte zum Beispiel das Problem auf, dass kleine Reis- und Gemüsebauern unterzugehen drohten. Da kamen die Homöopathen auf eine glorreiche Idee. Sie sagten sich, man könne doch nicht Ganzheitlichkeit propagieren und dann Fastfood essen. Also machten sie einen Deal mit den Kleinbauern, indem sie für die Küche der Ausbildungszentren auf den verschiedenen Inseln die Ökoware regelmäßig bestellten. Dafür bekamen sie einen günstigen Preis, so dass sich auch die weniger begüterten Homöopathieschüler eine Vollwerternährung leisten können. Auch die Patienten werden zu einer vollwertigen Ernährung angehalten.

Überhaupt haben die Japaner in der Medizin enorme Fortschritte zu verzeichnen, indem sie die Homöopathie zu einem Politikum gemacht haben. Kein Mensch stellt die unsinnige Frage, ob Homöopathie wirke, denn es liegen ja seit Samuel Hahnemann Tausende von geheilten Fällen vor. In Japan hat die Befürwortung der Homöopathie sogar dafür gesorgt, dass der Impfwahn aufgehört hat und immer mehr Eltern den weisen Rat befolgen, das Immunsystem ihrer Kinder zu stärken, statt es platt zu machen durch Vierfach-, Sechsfach- oder Achtfachimpfungen. Der Impfwahn hat mehr Krankheiten produziert als Kinder an Kinderkrankheiten litten und vor allem bei den Erwachsenen viele chronische Krankheiten als

Folgeerscheinung ausgelöst.

Als ich in meinem Seminar von Rhythmus sprach, mit Hunderten von Homöopathen rhythmische Atemübungen durchführte und in der Live-Anamnese mit Krebskranken zu sehen war, wie positiv sie wirken, war die Begeisterung groß. Ich stieß 11.000 km von meiner Heimat entfernt lauter offene Türen ein. Japan ist eine naturverbundene Kultur. Nicht nur die alten Zen-Gärten haben mich beeindruckt. Vielmehr war ich tief berührt von den Gassen und Seitenstraßen, wo jeder Zentimeter vor oder um ein Haus herum für ein Mini-Gärtchen genutzt wird. Manchmal war es nur ein handtuchgroßes Fleckchen, das wunderschön mit einem Bäumchen, einem Stein und Sand oder Rasengrün gestaltet war. Qualität vor Quantität, die ordnende Kraft der Ästhetik und Schönheit. Ich war tief berührt zu sehen, WIE jemand sein kleines Gärtchen umsorgte.

Was das Thema Lebensrhythmus angeht, kam die Initiatorin der Homöopathie, Dr. Torako Yui, zu einer beeindruckenden Erkenntnis, die sie ihren Schülern mitteilt: „Bedenken Sie immer, unsere Patienten sind zu 50 % physische Wesen und 50 % spirituelle Wesen. Sie brauchen daher an erster Stelle wieder das Gefühl, ein Teil der Natur zu sein." Krebserkrankungen sind in Japan vor allem in Hiroshima und Nagasaki immer noch an der Tagesordnung. Nach 60 Jahren Erfahrung mit schulmedizinischen Maßnahmen und 10 Jahren Erfahrung mit Homöopathie plus Naturheilkunde ist klar, dass der Weg aus den Folgen der Verstrahlung nur das rhythmische Element sein kann. Und da homöopathische Mittel durch Rhythmus (Verreibung und Verschüttelung) hergestellt werden, sieht man in ihnen mit der größten Selbstverständlichkeit die ideale Behandlungsmethode.

Jetzt ist vieles über Rhythmus aus den verschiedensten Blickwinkeln gesagt worden. Ich möchte das Kapitel mit einer äußerst heiteren Begebenheit schließen:

Sieg über mich selbst

Die 64-jährige Patientin kam wegen Rheuma. Die Krankheit wohnte in ihr schon 25 Jahre und bestimmte den Tageslauf. Jahr für Jahr wuchsen die Bewegungseinschränkung, der Schmerzgrad und somit auch die Dosierung von Cortison. Als Folge davon waren die Nieren sehr schwach geworden und hatte sich jetzt eine Nephritis eingestellt. Der Katalog von Krankheitssymptomen war ellenlang und wurde von der Patientin sachlich, ohne Emotionen und ohne die geringste Mimik vorgetragen. Nach zehn Minuten Symptom-Dauerbrause trat Schweigen ein. Ich sagte nichts, die Patientin sagte nichts mehr. Ich betrachtete Frau K. und ließ ihre aristokratische Erscheinung auf mich wirken. Dann begann unser Gespräch, dem ich entnahm, dass sie zuverlässig, pingelig und korrekt im Wesen war und einen starken Sinn für Ästhetik hatte. Es spielt jetzt mal keine Rolle, was sie alles für Mittel bekam. Entscheidend war die Botschaft des Behandlungsplans, dem Frau K. entnahm, dass mittwochs alles erlaubt ist und alle meine therapeutischen Verordnungen wegfallen. Ich erklärte ihr, sie solle, bildlich gesprochen, ihr Rheuma in einen bequemen Sessel legen und es für diesen Tag loslassen. Stattdessen solle sie sich einen schönen Tag gönnen, alles essen und trinken, was ihr beliebt.

Natürlich war sie darüber erstaunt, aber ich hörte kein „Ja, aber …". Sie nickte kurz, gab mir die Hand, drückte sie so stark, dass ich befürchtete, sie quetsche das Blut heraus und verließ erhobenen Hauptes unrhythmisch humpelnd die Praxis. Was nun folgte, muss ich aus der Sicht der Patientin schildern, denn das erzählte sie mir später:

„Ich war ganz schön erstaunt und fürchtete mich etwas vor dem Mittwoch. Er kam, ich wachte früh auf und sagte mir, sie wird schon ihre Gründe haben, warum ich das Rheuma in den Sessel legen soll. Ich besitze einen Fernsehsessel mit allen Schikanen. Ich kann den in alle Richtungen verstellen und liebe ihn über alles. Also, morgens früh habe ich mir vorgestellt, wie ich das Rheuma in diesen tollen

Sessel bette. Dann sagte ich mir: Okay, ich habe heute frei. Du kannst dich auch von mir erholen und ich mach heute was ganz anderes.

Ja, dann stand ich im Wohnzimmer und wusste gar nicht, was ich mit dem Tag anfangen wollte. Ich rief eine Freundin an, die hatte tatsächlich Zeit und wunderte sich, als ich sie zum Mittagessen einlud und danach ins Kino zur Nachmittagvorstellung. Gesagt, getan. Ich aß nach langer Zeit mal wieder Fleisch, danach einen Eisbecher, vorher haben wir ein Glas Sekt getrunken. Meine Freundin guckte mich immer mal wieder zweifelnd an. Sie fragte dann auch mal, was denn mit mir los sei. Aber ich sagte nur, heute ist mal was anderes dran, nicht immer derselbe Trott. Das Verrückte war, ich hatte kaum Schmerzen und konnte besser gehen.

Um 19:30 Uhr war ich wieder zuhause. Ich guck auf den Sessel und erinnere mich, da liegt ja mein Rheuma drin. Ich wollte den Fernseher einschalten und die Nachrichten schauen. Jetzt hatte ich ein Problem. In den bequemen Fernsehsessel konnte ich mich ja nicht setzen, denn bis 24 Uhr lag ja da das Rheuma drin. Ratlos ging ich durch die Wohnung und merkte, das einzige Sitzmöbel war ein harter Holzstuhl. Ich holte ihn aus dem Esszimmer und setzte mich vor den Fernseher. Meine Aufmerksamkeit für die Nachrichten war null und nichtig, denn ich schielte immer zu dem bequemen Fernsehsessel hin. Da stieg so richtig eine Wut in mir auf. Das olle Rheuma liegt im Sessel und ich sitze auf dem unbequemen Holzstuhl. Mir tat schon der Rücken weh, ich wusste schon nicht mehr, wie ich noch sitzen soll. Da kam mir der Gedanke: was ist, wenn ich das Rheuma auf den Stuhl setze und ich mich in den Sessel lege? Es sieht mich doch keiner! Aber mein Gewissen plagte mich. Durfte ich das denn, hatte Frau Sonnenschmidt irgendwas von Veränderung oder Verlagerungsmöglichkeiten gesagt? Nein. Was mag passieren, wenn ich jetzt einfach das Rheuma umbette? Durch die Berührung kommt es vielleicht zu früh wieder in meinen Körper. So plagte ich mich tatsächlich ein paar Stunden. Aber nun, um 22 Uhr, war ein guter Film angesagt. Den wollte ich unbedingt sehen –

aber nicht auf dem harten Holzstuhl.

Um 21:50 Uhr hielt ich es nicht mehr aus. Ruck-zuck schnappte ich mir das Rheuma, knallte es auf den Stuhl und ließ mich in den weichen Sessel gleiten. Wenn Sie mich da gesehen hätten! Ich lächelte schadenfroh in Richtung Holzstuhl und genoss die Vorstellung, wie das Rheuma sich dort quält und mühsam die zwei Stunden Film absitzen muss. Ich war richtig fies zu dem Rheuma.

Der Film war klasse. Es war 24 Uhr und Sie sagten ja, am nächsten Morgen ist wieder der Behandlungsplan angesagt und ich soll das wieder aufnehmen, was von der Krankheit übrig geblieben ist. Ich war so fies, dass ich dem Rheuma auch noch die ganze Nacht auf dem harten Stuhl gönnte. Am nächsten Morgen hatte ich überhaupt keine Lust mehr, krank zu sein. Ich habe gestern mehr über Heilung gelernt als je zuvor. Ich habe echt mein Rheuma zuhause gelassen. Ich bin es so leid, das kann ich Ihnen gar nicht sagen.

Ja, die Heilungsreise war ungewöhnlich zügig. Frau K. war gründlich geheilt von engen Denkgeleisen, selbst auferlegten Verboten. Sie feierte den Mittwoch während der Therapie so exzessiv und mit soviel Lust, dass offenbar die immunkompetenten Zellen jubilierten. Jedenfalls wurde diese Patientin nach insgesamt 5 Monaten ganz und heil – und ist es bis heute. Sie hat ein neues Lebensziel verwirklicht und wurde Gesundheitsberaterin. Ihren Klienten vermittelt sie ebenfalls den Rhythmus „Disziplin – Freiheit".

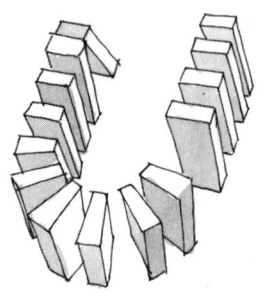

Fragenkomplex zu „Ursache"

1. Gehe ich gerne den Dingen auf den Grund? ① ② ③ ④ ⑤

2. Interessiert mich wirklich die Ursache meiner Krankheit?
① ② ③ ④ ⑤

3. Bin ich froh, wenn die Symptome weg sind? Die Ursache interessiert mich nicht so sehr. ① ② ③ ④ ⑤

4. Habe ich schon über das Lebensgesetz von Ursache und Wirkung nachgedacht? ① ② ③ ④ ⑤

5. Ist mir klar, dass sich Gedanken verkörpern? ① ② ③ ④ ⑤

6. Ist mir klar, dass hinter meinen Körpersymptomen eine mentale und emotionale Ursache steht? ① ② ③ ④ ⑤

7. Bin ich bereit, eine Ursachenbehandlung einzugehen, obgleich ich weiß, dass sie Schmerzpunkte berührt? ① ② ③ ④ ⑤

8. Finde ich es gut, nicht an alte Themen zu rühren? ① ② ③ ④ ⑤

9. Fällt mir etwas zu dem Unterschied zwischen Ursache und Auslöser ein? ① ② ③ ④ ⑤

10. Habe ich selber schon die Ursache meiner Krankheit erkannt? ① ② ③ ④ ⑤

11. Habe ich das Gefühl, eine Ursachenbehandlung überfordert mich? ① ② ③ ④ ⑤

12. Bin ich zufrieden mit einer allopathischen Behandlung, die sich nicht um Ursachen kümmert? ① ② ③ ④ ⑤

13. Möchte ich mal gründlich aufräumen und Klarheit in mein Leben bringen? ① ② ③ ④ ⑤

14. Möchte ich mir die unerledigten Beziehungsbaustellen anschauen und sie lösen? ① ② ③ ④ ⑤

15. Bin ich froh, dass niemand an alte Wunden rührt? ① ② ③ ④ ⑤

16. Habe ich das Gefühl, in Versöhnung mit mir zu sein? ① ② ③ ④ ⑤

17. Bin ich in Versöhnung mit meinem Partner/meiner Partnerin? ① ② ③ ④ ⑤

18. Bin ich in Versöhnung mit Vater und Mutter? ① ② ③ ④ ⑤

19. Steht für mich noch Versöhnungsarbeit aus? ① ② ③ ④ ⑤

20. Kann ich vergangene Dinge loslassen und sagen: das darf gewesen sein? ① ② ③ ④ ⑤

21. Hadere ich immer noch mit meinem Schicksal? ① ② ③ ④ ⑤

22. Schaue ich hoffnungsvoll in die Zukunft? ① ② ③ ④ ⑤

23. Habe ich begriffen, dass die Lösung immer vorne liegt?
① ② ③ ④ ⑤

24. Möchte ich an die Urquelle meiner Heilkraft gelangen?
① ② ③ ④ ⑤

45–70 Punkte

Auf der Suche nach der Ursache Ihres Leidens, Ihres Unglücklichseins, Ihrer Krankheit haben Sie sich weit von sich selbst entfernt. Sie haben vielleicht Antworten auf die Frage erhalten, warum Sie in den desolaten Zustand geraten sind. Doch was für Antworten haben Sie sich ausgesucht? Da ist noch ein zu großer Abstand zwischen Ihnen und Ihrem Zustand, Sie zweifeln, dass Sie selbst die Ursache dafür sind. Ihr großes Plus ist, dass Sie gründlich sind und gesund werden wollen. Aber das Heilwerden kommt noch nicht zum Erleben. Das geht nur über den Weg zu sich selbst. An dem Tag, an dem Sie sagen können: ICH war diese Krankheit, ICH habe sie erschaffen, sind Sie schon fast ganz gesund. Den Rest macht dann schon Ihr intelligentes Immunsystem.

70–80 Punkte

Auf dem Weg in die Krankheit waren Sie immer zu schnell, zu genau, zu pflichtbewusst. Auf dem Weg in die Heilung sind Sie zu langsam, zu zögerlich, zu zimperlich. So gut es ist, mal faul und bequem zu sein, so ist es doch jetzt an der Zeit, Ordnung ins Leben zu bringen, sich mit ein paar Menschen zu versöhnen, die Ur-Sache bei Ihnen selbst zu suchen. Sie befürchten, ein Ungeheuer zu entdek-ken, ein Monster? Und wenn schon! Sie haben es erschaffen, Sie können den Stöpsel ziehen, dann geht die Luft aus diesen Truggebilden. Aber in der Regel entdecken Sie nur etwas ganz Schlichtes: Menschsein. Sie können eben als Mensch krank werden und müssen es ja nicht bleiben. Das ist die frohe Botschaft. Also, raffen Sie sich auf!

80–92 Punkte

Es ist bewundernswert, wie Sie selber zu einigen Ursachen Ihres Leidens vorgedrungen sind. Das ging nicht ohne Schmerzen ab. Dafür ist aber jetzt die Luft rein. Sie haben mutig alte Themen berührt und sie erlöst. Sie haben ihr Leben einer Echtheitsprüfung unterzogen. Das ist wirklich eine großartige Leistung. Vor Ihnen liegt eine hoffnungsvolle Zukunft, Sie selbst haben den Weg frei gemacht, um nun das zu verwirklichen, was Ihnen am Herzen liegt. Eine sehr gesunde Einstellung!

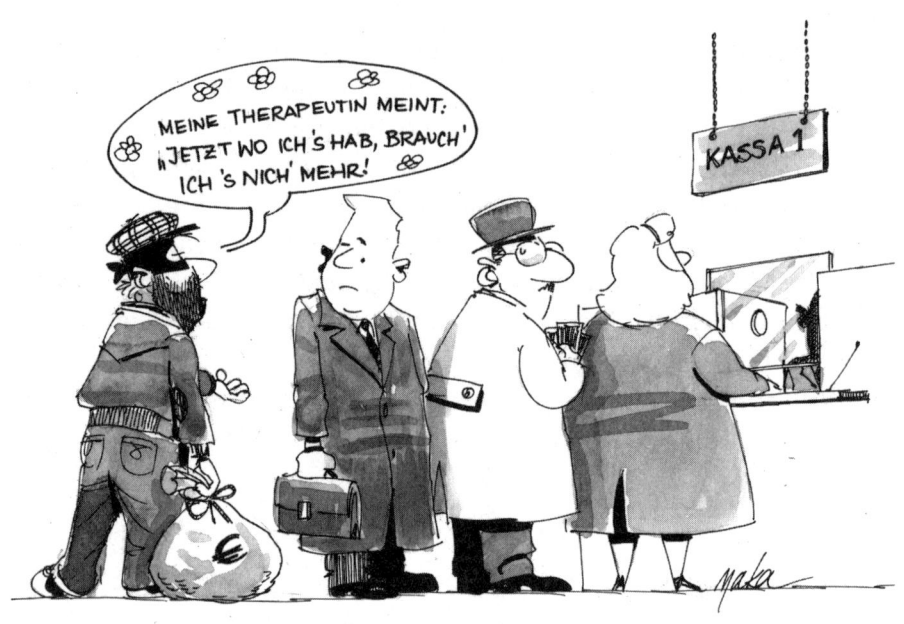

Ursache und Wirkung

Solange wir inkarniert sind, unterliegen wir dem Gesetz von Ursache und Wirkung. Jede chronische Krankheit ist die Wirkung oder Manifestation einer Ursache. Doch ist die Ursache nicht als Urknall dafür zu verstehen, dass plötzlich eine Situation da ist. Der Beginn ist immer harmlos, ja, beinahe unauffällig und banal. Wenn wir eine Krankheit bis zu ihrem Ursprung zurückverfolgen, mögen wir auf ein Trauma stoßen. Aber auch eine traumatische Situation hat viele

Vorzeichen, die nicht als zu dem Ereignis gehörig empfunden und erkannt werden. Es gibt eine rational nicht erklärbare Opfer-Täterbeziehung. Alles, was wir sagen können ist, es existieren Resonanzfelder, die etwas in uns verstärken, negativ wie positiv, wenn wir in ihre Anziehungskraft geraten. Was in uns zieht diese Felder an? Offenbar müssen wir bestimmte Lebenserfahrungen durchlaufen, weil die höchste Bewusstseinsinstanz in uns, die Seele, dadurch reift. Warum das so ist, weiß ich nicht, aber dass es so ist, ist meine Erfahrung. Jeder von uns hat sein Leben gewählt und braucht seine volle Lebensspanne, um es anzunehmen und den Sinn darin zu erkennen. Solange wir positive Erfahrungen machen, mögen wir den Lebenssinn akzeptieren. Wenn aber die Dinge nicht glatt laufen, hadern wir mit unserem Schicksal.

Die Ursache einer Krankheit oder eines Missgeschicks kann man nicht rückgängig machen. Doch das Hoffnungsvolle ist, man kann die Folgen heilen. Das finde ich sehr tröstlich. Das Heilende erkenne ich daran, dass sich jemand wieder Wahlmöglichkeiten erschafft. Der Weg von der Ursache zur unguten Wirkung = Krankheit verläuft immer nach dem Prinzip der Einengung. Etwas darf nicht sein, etwas kann nicht sein. Die Folge dieses Glaubenssatzes ist die Krankheit und die Krankheit ist Ausdruck von fortschreitender Starre im Denken, Fühlen und Handeln. Heilung bedeutet Erinnerung an Lebensrhythmus, Aktivierung der Lebenskraft und damit auch der Fähigkeit, wieder einen Sinn in seinem Leben zu erkennen. Das ist ein Weg in die Freiheit der Wahlmöglichkeiten. Jeder möchte dieses Ziel erreichen, aber nicht jeder möchte die notwendigen Schritte dafür tun. Das ist nämlich anstrengend, denn Schritt für Schritt müssen alte Glaubenssätze, Schuldzuweisungen und negative Gedankenformen überprüft und verwandelt werden. Das ist richtig Arbeit!

Weil das nicht leicht ist, lasse ich mir viel einfallen, um schon zu Beginn der Therapie den Patienten an mehr Freiheit zu gewöhnen. Wenn jemand mit einer chronischen Erkrankung kommt, stehen solche Basismaßnahmen wie Entsäuerung, Ernährungsumstellung, Atem- und Drüsenübungen sowie homöopathische Ursachenbehandlung auf dem Programm. Das ist neu für die meisten Patienten, denn sie befinden sich in einer Konsumhaltung und meinen zunächst einmal, ihre Krankheit hätte mit ihnen selbst nichts zu tun. Auch die Vorstellungen von Homöopathie sind schmalspurig. Sogar viele Homöopathen haben die geniale Ursachenbehandlung vergessen oder durch Glaubenssätze verstellt. Meine Verordnungen werden mit dem Hinweis versehen, dass sie regelmäßig einzuhalten sind und für einige Zeit gelten. Aber in jeder Woche gibt es den nun schon mehrfach zitierten „freien Tag".

Fragen wir nach den Ur-Sachen chronischer Krankheiten, stoßen wir auf unzählige Verbote und Glaubenssätze, Pflichterfüllungen und fatalistische Gedanken. Jemand durfte nicht so sein, wie sie/er wollte, durfte nicht seine Potenziale entfalten, musste in einer aggressionsfeindlichen Sekte leben – was auch immer. Der Mensch wird nicht so einfach durch Hamburger-Essen, Biertrinken, Arbeitswahn oder Drogen chronisch krank, sondern durch die fixierenden Vorstellungen des Ego-Bewusstseins, das die Taten leitet.
Meine Erkenntnis ist, auf einen einfachen Nenner gebracht, die falsch verstandene Disziplin im Leben vieler Menschen, weshalb sie neurotisch, phobisch und besessen von fixen Ideen den Kontakt zu ihrem Körper und Gefühl verlieren. Ihr Leben besteht aus lauter Verbotsschildern. Wie sollte auch nur die kleinste Heilung stattfinden, wenn ich den alten Verboten mit neuen Verboten begegnete? Deshalb spreche ich niemals Verbote aus, sondern mache das Angebot von Regel und Ausnahme. Die alten Verhaltensweisen des Patienten waren die Regel. Sich um seine Bedürfnisse zu kümmern, war die Ausnahme. Jetzt kehre ich das um: Ich stelle die Regeln auf in Gestalt der Basistherapie und nenne die Ausnahme, den therapiefreien Tag, an dem alles so sein darf, wie es vorher immer war. Die Patienten erleben erstmalig das befreiende Gefühl von Toleranz und

Disziplin in Einem. Heilung hat mit Wandlung zu tun, und Wandlung findet im Bewusstsein statt, dem die grobe Materie des Körpers folgt – und nicht umgekehrt.

Dazu ein amüsantes Erlebnis:
Eine Dame, die viele Jahre in diversen Ashrams (spirituell orientierte Gemeinschaften) in Indien, dann in Europa verbracht hatte, kam wegen starker Gelenkprobleme in meine Praxis. Sie fragte:
„Sie haben doch lange Zen gemacht. Können Sie mir nicht eine Meditationsaufgabe geben?"
Ich wies auf das Café gegenüber und sagte: „Essen Sie ein Stück Torte."
Die Patientin war hell entsetzt: „Was, Kuchen? Das tut meinen Gelenken doch überhaupt nicht gut!"
Ich sagte: „Dann nehmen Sie besser Champagnertorte."
Nun war sie überzeugt, ich sei nicht ganz bei Trost und, schilderte ihre Symptome, die ich schweigend aufschrieb. Ich nahm mein Rezeptblatt und schrieb darauf in großen Lettern: CHAMPAGNERTORTE, überreichte es ihr und verabschiedete sie. Ihr Gesichtsausdruck war blankes Entsetzen, als habe sie einen Geist gesehen.
Vom Behandlungszimmer aus konnte ich sehen, wie die Dame zögernd auf das schöne Café zuging. Man konnte förmlich ihre Gedanken rattern hören. Sie ging fort. Doch nach ein paar Minuten, als ich das Fenster zum Lüften öffnete, sah ich sie tatsächlich im Café sitzen.
Einige Tage später rief sie an und sagte nur: „Der Kuchen hat gut geschmeckt."
Ich sagte: „Wunderbar, dann können Sie ihn jetzt lassen."

Dann begannen wir mit der Therapie und räumten den therapiefreien Tag ein. Die Patientin hatte sich im Leben viel versagt, hatte gelernt, was alles sündig sei und ungesund. Diese Glaubenssätze kann man nicht intellektuell ablegen, man braucht eine Erfahrung, die das ganze Sein erfasst. Diese Patientin hatte in ihrer spirituellen Schulung zwar schon gehört, dass das Bewusstsein eines Menschen entscheidet, was gesund und ungesund ist und nicht eine Lehrmeinung. Das Bewusstsein isst! Aber das war alles hohle Theorie. Als sie im Cafe saß und Champagnertorte aß, merkte sie erst, wie sehr sie unter dem Sündenbewusstsein gelitten hatte. Das Heilende bestand darin, dankbar die Torte anzunehmen und zu essen. Das ist handfeste spirituelle Schulung. Fort mit den Glaubenssätzen und hin zu eigenen Erfahrungen!

Von den mentalen Übungen, die mehr Freiheit des Geistes und mehr Selbsterfahrung bewirken, möchte ich einige vorstellen.

Bin ich gemeint?

Eine Ursache chronischer Krankheiten besteht zum Beispiel darin, des öfteren mit herben Worten angegangen, beleidigt, verhöhnt, abgekanzelt oder vernichtend kritisiert worden zu sein. Die normale Reaktion ist, entweder sich beleidigt zurück zu ziehen oder selbst den Druck mit Gegendruck zu beantworten, sich zu verteidigen oder zu rechtfertigen. Das tun wir meistens spontan. Damit bleiben wir aber in derselben Ebene haften wie der Angreifer. Meistens führt dies in die Verbitterung, Ohnmacht oder Resignation.
Änderung des Musters bedeutet nun, anders zu reagieren, wenn man wieder mal angegriffen, angefeindet oder sonst wiesonst wie unfreundlich behandelt wird.

Die Übung besteht darin, sich die ein paar Sekunden Zeit zu nehmen, um einen übergeordneten Blickpunkt mit mehr Übersicht zu gewinnen und deshalb zu fragen:

Bin ich als die private Person wirklich gemeint? Gilt das Gesagte wirklich mir? Ein noch höherer Standpunkt erlaubt die Frage: Ist da jemand „zuhause", der angegriffen werden könnte? Wenn kein Ego-Ich da ist, wo sollte dann ein Ego-Du sein?

Zu unser aller Überraschung werden wir zu 90 % feststellen, dass wir gar nicht gemeint sind, sondern nur gerade in der Schussrichtung stehen, die jemand nutzt, um seinen Frust, sein mentales Gift los zu werden. Dieser Moment des Innehalten reicht schon, um die Worte des anderen gar nicht erst in sich eindringen zu lassen gleich giftigen Pfeilen oder, wenn man tatsächlich gemeint ist, genügend Raum und Zeit erschafft, um gebührend zu reagieren. Aber diese Antwort ist jenseits von Druck-Gegendruck, sondern von angemessener Art. Zum Beispiel könnte man sagen: „Können Sie das bitte in einem anderen Ton sagen?" oder „Nicht in diesem Ton, bitte!" oder „Was bekümmert/ärgert Sie, dass Sie so reagieren?" oder „Meinen Sie mich wirklich persönlich?"

Auf diese Frage gibt es dann eine Antwort, die uns deutlich auf das Kümmernis und Leid dieses Menschen hinweist. Er hat sein Leid ungefiltert herausgeschrien und Sie standen gerade parat. Wenn Sie mit der Situation zu Ihrem Wohl umzugehen wissen, gehen Sie nicht in Resonanz mit dem „Gift", das man Ihnen entgegen geschleudert hat. Das Wort „Gift" heißt bedeutet im Englischen „Geschenk". Aus spiritueller Sicht ist es für Sie ein Geschenk des Höheren Selbst, Sie vor die Wahl zu stellen, ob etwas in Ihnen dem ähnlich ist, was Ihnen da entgegen kommt. Regen Sie sich auf, reagieren sauer oder gehen Sie in die Verteidigung, dann haben Sie das „Geschenk" mit negativen Vorzeichen angenommen und stehen mit dessen Energie in Resonanz.

Die Sekunde, sich zu fragen, „bin ich gemeint?" schafft einen großen Raum, angemessen zu reagieren. Man muss es nur üben. Handelt man so, entspricht das der ersten Immunabwehr unseres Organismus an der Haut, dem Treffpunkt von SELBST und FREMD.

Wer sagt das?

Eine weitere Ursache chronischer Krankheiten ist eine ungesunde Autoritätshörigkeit. Es fehlt der Blick auf die Qualität hinter der Fassade von Titeln und hohen Positionen.

Die einfache Frage „Wer sagt das?" ist sehr vielschichtig. Ich müsste sie eigentlich so formulieren: Aus welchem Bewusst-Sein heraus spricht dieser Mensch zu mir? Von welchem Bewusstsein ist sein Denken und Handeln getragen?

Ich hatte in meinem Leben oft die Gelegenheit, diese Frage zu stellen.

Da höre ich zum Beispiel jemanden Worte der Weisheit an Zuhörer richten, die von der Überzeugungskraft des Redners beeindruckt und sofort bereit sind, in ihm einen Guru oder Erleuchteten anzuerkennen. Es ist sehr leicht, Menschen zu beeindrucken und zu verführen. Ist man als Lehrer, Seelsorger, Therapeut oder Künstler in irgendeiner Weise menschenführend tätig, stellt sich die Frage nach der inneren Aufrichtigkeit und Lauterkeit der Intention.

* Will man Menschen beeindrucken?
* Will man ihre Unwissenheit nutzen?
* Will man ihnen ein X für ein U verkaufen?

Natürlich sagt jeder, das wolle er nicht. Warum tun es dann so viele? Die Verführung zum Machtmissbrauch ist nun mal bei uns Menschen ausgeprägt.

Wer vorne steht, muss diesen Schatten kennen, erkennen und ständig an ihm arbeiten, damit man das lebt, was man sagt und lehrt, was der eigenen ERFAHRUNG entspringt. Das ist der Unterschied zwischen toten Worten und lebendigen Worten.

Dann höre ich zum Beispiel, dass jemand mir unschöne Dinge über jemand anderen anvertrauen will. Abgesehen davon, dass ich mich frage: Geht mich das ctwas an? und entsprechend reagiere, prüfe ich auch: Wer sagt das? Aus welchem Geist heraus urteilt dieser Mensch? Hat er wirklich das Vermögen und die Erfahrung, um das Besagte zu beurteilen? Selbst wenn er es hat, stellt sich die Frage, warum er es mir erzählt und nicht demjenigen, den es angeht?

Das ist der Schatten der Feigheit, an dem wir alle viel zu arbeiten haben. Es ist so leicht, etwas <u>über</u> jemandem zu erzählen, statt ihm gegenüber zu treten und es ihm persönlich zu sagen!
Doch indem man sich immer wieder fragt, „<u>Wer</u> sagt das?", lernt man mehr und mehr, seiner eigenen Wahrnehmung zu trauen und wird nicht zum unnützen Geheimnisträger von Gerüchten, Meinungen und Urteilen.

Geht mich das etwas an?

Chronische Krankheiten können ihre Ursache auch darin haben, dass sich jemand ständig um andere kümmert und dabei sich selbst vergisst. Das sieht auf den ersten Blick nach Mitgefühl aus, aber wenn jemand durch einen ungesunden Altruismus krank wird, ist mit dem Mitgefühl der Schatten der Neugierde und Sensationslüsternheit verbunden.

Die Frage „Geht mich das etwas an?" ergab sich in meiner Arbeit ganz spontan, als ich wieder einmal eine Familienaufstellung als Zuschauer erlebte. Diese Therapieform ehre ich sehr. Was mir aber bei etlichen Aufstellern auffiel, war ihre schlechte Gesundheit bis hin zu chronischen Krankheiten. Von höherer Warte aus betrachtet, mischten sie sich in etwas ein, das eigentlich nur den Patienten und sein familiensystemisches Feld etwas anging. Das zeigte sich darin, dass sie selbst in diesem Feld standen und agierten. Sicher taten sie das in guter therapeutischer Absicht, aber ihr Unterbewusstsein mahnte zu der Frage „Geht mich das wirklich etwas an?" Interessant war für mich zu sehen, dass einige Aufsteller von ganz alleine auf die Idee kamen, sich außerhalb des Familienfeldes zu stellen und von der gedachten Grenze aus zu agieren. Diesen Kollegen und Kolleginnen geht es gesundheitlich deutlich besser als denen, die diese Grenze nicht respektieren. Das ist kein Zufall.

Auf die Frage „Geht mich das etwas an?" kann man sehr oft mit „Nein" antworten. Es ist uns nur zur zweiten Natur geworden, unsere Nase in alle möglichen Belange zu stecken, die uns nichts angehen. Da ist das Helfersyndrom, das einem vorgaukelt, sich um jedes Lebewesen kümmern, jeden Kranken retten zu müssen. Da ist die Neugier, Informationen über andere und anderes zu erfahren. Daraus folgt, dass wir unfähig sind, angemessen in einer Situation zu reagieren, wenn uns tatsächlich mal etwas angeht. Sich um alles zu kümmern, sich in alles einzumischen, lenkt von sich selbst ab und ist ein oft gewähltes Alibi, um die eigenen Angelegenheiten nicht anschauen zu müssen. Der Blick ist nach außen gerichtet und man maßt sich an, andere beurteilen und verstehen zu können. Doch kann ich im Außen nur das wahrnehmen, was meinem Bewusstsein entspricht, denn ich bin ja der Schöpfer des Außens.
Ich möchte ein denkwürdiges Erlebnis aus meinem Indologiestudium erzählen, das mich diese heftige Lektion schon in jungen Jahren gelehrt hat:
Professor K. hatte vorgeschlagen, im Café den wöchentlichen Indologie-Unterricht im Café abzuhalten. Auf dem Semesterlehrplan stand irgendein buddhistisches Sutra. Ich radebrechte eine Übersetzung aus dem Sanskrit, die mit Karma zu tun hatte. Da stellte mir der Professor ganz plötzlich eine Frage:
„Stellen Sie sich mal vor, da predigt der Buddha vor seinen Mönchen. Einer fällt in Ohnmacht. Was meinen Sie, was der Buddha wohl macht?"
Ich überlegte hin und her und kam zu dem Ergebnis, dass der Buddha sicher das Karma, das Gesetz von Ursache und Wirkung dieses

Menschen durchschauen wird und ihm das erklärt. Es ist sein Karma, jetzt in Ohnmacht zu fallen."

Professor K. sagte: „Völlig falsch. Der Buddha tut das Naheliegendste, er ruft einen Krankenwagen! Bis dahin wird er tröstend die Hand des Kranken halten."

Ich war wie vom Donner gerührt. Der Professor sagte weiter:„Es gibt einen Anlass, über das Karma nachzudenken und es gibt einen Alltag, in dem man blitzartig handeln muss. Buddha wäre nicht der Erleuchtete, handelte er nicht völlig normal und angemessen in der jeweiligen Situation."

Das sagte ein durch und durch wissenschaftlich geschulter und dennoch spiritueller Indologe. Was für eine Weisheit er mir junger Studentin übermittelte, konnte ich damals nur ahnen. Doch erinnerte ich mich unzählige Male in den folgenden Jahrzehnten seiner Frage. In allen möglichen Situationen wurde ich angeregt, mich zu fragen: Geht mich das etwas an? Wenn ja, tue ich das Naheliegendste, das Einfachste? Wenn nicht, überlasse ich es denjenigen, die es etwas angeht.

Wenn ich sage, dass das meiste uns gar nichts angeht, was an uns heran getragen wird, so heißt das beileibe nicht, desinteressiert oder gleichgültig, blind und taub für die Außenwelt zu sein. Es geht darum, die Gabe zu entwickeln, angemessen auf Situationen reagieren zu können, in einem Nu zu erfassen, was der Moment gebietet. Dazu muss aber erst eine Art Entrümpelung im Bewusstsein stattfinden, müssen krankhafte Neugier, Voyeurismus und Sensationslust ausgeräumt werden, denn sie sind der Müll, der die innere Leere ausfüllt.

Tut mir das gut?

Eine weitere Ursache chronischer Krankheiten wurzelt darin, entgegen der inneren Stimme Geschehnisse zuzulassen, die einem nicht gut tun. Es gibt viele Argumente, warum man es dennoch zugelassen hat, das ändert aber nichts an der Tatsache, dass man durch dieses Verhalten krank wurde.

Auf die Frage „Tut mir das gut?" werden wir sehr oft mit „Nein" antworten können/müssen/dürfen, sofern wir sie ehrlich an uns stellen. Wir haben uns durch die Umtriebigkeit und ständige Orientierung nach außen so weit von unserer Mitte entfernt, dass wir kaum noch spüren, wer oder was uns gut tut. Wir haben es hierbei wieder mit einer Qualitätsprüfung ohne Bewertung eines Gegenübers zu tun. Ferner sind wir aufgerufen, aus dem Ergebnis die Konsequenz zu ziehen und entsprechend zu handeln. Wie oft ignorieren wir die Botschaft unseres Bauchhirns „Hey, es geht dir nicht gut damit!" Wie oft stellen wir wenig später fest, einer Täuschung erlegen, einem Irrweg gefolgt zu sein?!

Nun kann man sagen, es sei für die Entwicklung der Seele vielleicht wichtig, solche Irrwege zu gehen. Das mag vom höchsten spirituellen Standpunkt aus richtig sein. Wir alle irren, machen Fehler, täuschen uns ohne Zweifel. Die Frage ist, ob man immer wieder in alte Muster zurück fällt oder ob man aus den Irrungen etwas lernt. Spätestens nach einem gravierenden Reinfall lohnt es sich bei nächster Gelegenheit zu fragen: Tut mir das gut?

Wenn ja, dann tut man es, selbst wenn sich später herausstellt, es war nicht optimal. Wenn nein, dann ist Handeln angesagt, nämlich das zu lassen, was einem vielleicht äußerlich oder an der Oberfläche verlockend, seriös oder vorteilhaft erscheint.

Auf das Bauchgefühl zu achten, ist sehr weise, auch wenn alles um uns herum anders denkt und uns auslacht oder tadelt. Es gibt in jedem von uns diese unfehlbare Instanz, die genau weiß, was einem gut tut und was nicht, was einen im Leben wirklich voran bringt und was nur

Schall und Rauch ist. Das Bauchhirn ist näher am Höheren Selbst als der Kopf. Das ist von der Natur so nicht „gedacht", aber wir Menschen reduzieren unser fantastisches Gehirn auf die schmale Spur des Intellekts. Eigentlich sollten wir vernetzt denken, denn dazu haben wir zwei Hirnhälften und einen Balken in der Mitte, um Vorne-Hinten und Rechts-Links zu verschalten.

Die Kommunikationstrainerin, Vera Birkenbihl sagte einmal treffend:

Wir sollten vom Hirnbesitzer zum Hirnbenutzer übergehen.

Dazu gehört auch das Lauschen auf die innere Stimme, die aus dem Bauchhirn tönt und es immer gut mit uns meint.

In einem Heilungsprozess nimmt diese Frage einen großen Raum ein, denn sie erfordert Veränderungen im gesamten Verhalten des Patienten auf der körperlichen, emotionalen und mentalen Ebene. Denken wir bloss an das Essverhalten. Wie schwer fällt es den meisten, das zu lassen, was einem durch tausendfachen Beweis nicht bekommt. Der halbe Zentimeter Geschmacksknospen entscheidet hier über jahrzehntelanges Leiden!

Was ist jetzt dran?

Wir westlichen Menschen haben die große Gabe der Multifunktionalität und können uns recht schnell auf verschiedene Situationen und Anforderungen einstellen. Mit dieser Gabe ist aber auch eine Aufgabe verknüpft, nämlich ein Zentrum zu schaffen, in das alles wieder herein fließt, was im Außen getan wird und aus dem heraus wir agieren. Das ist gar nicht leicht! Bleiben wir im Außen, verzetteln wir uns, irren umher und kommen nicht mehr zur Ruhe. Nicht selten erleben wir, dass nichts von den vielen Dingen, die wir tun, richtig gelingt. Es wird alles halb fertig, halb reif. Das ist ein unguter Zustand, der uns immer weiter von unserer Mitte wegtreibt und schließlich zu dem egomanen Verhalten führt, im Außen den oder die Schuldigen zu suchen, die vermeintlich für das Chaos oder den Misserfolg verantwortlich sind.

Die Frage, was momentan dran ist, ist eine spirituelle. Wir modernen Menschen leben entweder in der Vergangenheit oder in der Zukunft, nur nicht im Hier und Jetzt. Diese Frage lässt einen innehalten und den Augenblick wahrzunehmen, sich zu spüren. Der tiefere Sinn der Frage erschließt sich, wenn wir einmal die Lebensphase betrachten, in der sich ein jeder von uns gerade bewegt. Da gibt es nämlich ein Naturgesetz, das wir dauernd versuchen auszuhebeln. Doch die Natur weiß es nun mal besser und wir sollten auf sie hören. Was uns in unserem Alltag immer wieder begegnet, ist die Notwendigkeit, einerseits aktiv zu werden, die Kraft der Tat frei zu setzen und andererseits die Notwendigkeit, Dinge, Geschehnisse auf uns zu kommen zu lassen. Das Naturgesetz, das dahinter steht, ist der Rhythmus zwischen Aktivität und Passivität. Nur das erschafft die nötige Energie für den Fortbestand des Lebensprinzips.

Wie sieht es mit dem Lebensrhythmus bei uns Menschen aus?

Nun, aktiv zu sein, fällt uns leicht; abzuwarten, wann etwas dran ist, Geduld und Vertrauen zu entwickeln, dass sich die Dinge und Ereignisse zu unserem Besten fügen, fällt uns ungeheuer schwer. Wir haben Angst, etwas zu verpassen, Angst vor der ungewissen Zukunft. Warum? Weil wir meistens ein lineares Denken pflegen. Wollen wir aber unseren Lebensrhythmus wieder finden, müssen wir ein kreisförmiges Denken aktivieren und wieder in die Natur gehen und uns ihren Rhythmen anpassen.

Was ist jetzt dran? Es ist Winter, die Natur zieht sich ganz in sich selbst zurück, kommt vollkommen zur Ruhe. Draußen ist alles kahl, man sieht die Struktur der Pflanzen und Bäume, die sonst im Blätterwerk verborgen ist. Was liegt näher, als sein Betriebstempo zu verlangsamen, mehr nach innen zu gehen, Dinge ruhig anzugehen, mehr das als Nahrung zu nehmen, was unsere Klimazone bietet, es sich behaglich zuhause zu machen?

Was jetzt mit Sicherheit nicht dran ist, ist Sommerobst, eilen von einem Termin zum nächsten, von morgens bis abends aktiv sein, um am Ende über alle möglichen Malaisen zu jammern. Indem wir aber wieder darauf vertrauen, in unserem gewählten Leben gut aufgehoben zu sein und die Sicherheit entwickeln, dass genau das uns begegnet, was uns voran bringt, bedingt ja das Vertrauen in die Quelle, aus der alles Sein schöpft. Wenn wir ES geschehen lassen, ist genau das Richtige dran.

An den Schluss des Themas „Ursache", möchte ich einen Ausspruch des historischen Buddha stellen:

Alle Dinge entstehen aus einer Ursache.
Wer dies erkennt, der sieht die Wahrheit.

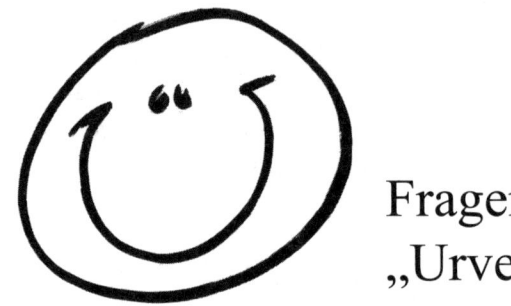

Fragenkomplex zu „Urvertrauen"

1. Bemühe ich mich, mit dem Lebensstrom zu fließen?
① ② ③ ④ ⑤

2. Ist es mir wichtig, dass ich im Leben die Kontrolle behalte?
① ② ③ ④ ⑤

3. Bin ich in meinem Leben oft in meinem Urvertrauen erschüttert worden (Trauma, Enttäuschung, Versagen usw.)? ① ② ③ ④ ⑤

4. Kann ich mir unter Urvertrauen etwas vorstellen? ① ② ③ ④ ⑤

5. Sehne ich mich nach einer (religiösen) Gemeinschaft, die mein Urvertrauen stärkt?
① ② ③ ④ ⑤

6. Habe ich schon als Kind mein Urvertrauen ins Leben verloren (Krieg, Flucht, Verlust der Eltern, Geschwister, Familie usw.)?
① ② ③ ④ ⑤

7. Vertraue ich darauf, dass es eine ausgleichende Gerechtigkeit gibt?
① ② ③ ④ ⑤

8. Habe ich brenzlige Situation im Leben erlebt, bei denen mich mein Urvertrauen gerettet hat?
① ② ③ ④ ⑤

9. Vertraue ich meiner Wahrnehmung/meinem ersten Eindruck?
① ② ③ ④ ⑤

10. Habe ich mich schon so oft getäuscht, dass ich meinem ersten Eindruck nicht mehr vertraue?
① ② ③ ④ ⑤

11. Vertraue ich zuerst mir, dann den anderen? ① ② ③ ④ ⑤

12. Vertraue ich auf die Meinung von Autoritäten (Lehrer, Therapeuten, Meister, Gurus, Politiker usw.)? ① ② ③ ④ ⑤

13. Vertraue ich darauf, dass ich in mir den göttlichen Funken der Schöpferkraft trage? ① ② ③ ④ ⑤

14. Spüre ich in mir einen starken inneren Halt, der mir auch in schwierigen Lebenssituationen Kraft gibt? ① ② ③ ④ ⑤

15. Habe ich meinen inneren Halt (Glauben, Gottvertrauen usw.) verloren? ① ② ③ ④ ⑤

16. Übe ich mich in Gottvertrauen? ① ② ③ ④ ⑤

17. Habe ich großes Vertrauen in die Selbstheilungskraft des Organismus? ① ② ③ ④ ⑤

18. Vertraue ich meinem gesunden Menschenverstand?
① ② ③ ④ ⑤

19. Bin ich eher misstrauisch, weil ich schon von Menschen übers Ohr gehauen/fertig gemacht/enttäuscht wurde, denen ich vertraute?
① ② ③ ④ ⑤

20. Glaube ich, alles ist Karma/Schicksal und ich kann deshalb nichts an meiner Situation ändern? ① ② ③ ④ ⑤

21. Habe ich einen tiefen Glauben an meine Heilung?
① ② ③ ④ ⑤

22. Hege ich ein Urvertrauen in die Naturgesetze und weiß, dass diese Gesetze auch in mir walten? ① ② ③ ④ ⑤

23. Wenn ich in der Natur bin, spüre ich ein Urvertrauen, dass gut für mich im Leben gesorgt ist?
① ② ③ ④ ⑤

24. Vertraue ich lieber meinem Intellekt als meiner Intuition?
① ② ③ ④ ⑤

✳
✳✳

64–70 Punkte

Mit dem Vertrauen sieht es momentan noch schwach aus, von Ur-Vertrauen kann erst recht keine Rede sein. Zu sehr lasten auf Ihnen noch die Erschütterungen durch Enttäuschung und Versagerängste. Dabei sind Sie alles andere als ein Versager. Sie schauen nur in die verkehrte Richtung – nach hinten in die Vergangenheit. Sie haben verlernt, Ihrem Gefühl, Ihrem ersten Eindruck zu vertrauen. Doch ist das wie beim Schwimmen und Fahrradfahren: Sie haben es als Kind einmal gelernt und können die Fähigkeiten wiedererlangen. Es ist nicht alles schicksalhaft vorbestimmt, Sie haben die freie Wahl. Wenn Sie wirklich gesund werden wollen, öffnen Sie das Tor zur Gegenwart und Zukunft und lassen Vergangenes vergangen sein.

70–75 Punkte

„Ich weiß nicht" scheint einer Ihrer Lieblingsaussprüche zu sein. Sie pendeln hin und her und spüren nur, dass es wohl mit dem Urvertrauen seine Bewandtnis hat. Aber Sie trauen sich (noch) nicht, Ihr Leben „anzupacken". Deshalb geht es so zäh in Ihrem Heilungsprozess voran. Sie haben Angst, wieder enttäuscht zu werden, wenn ein Heilungsimpuls nicht gleich eine Besserung bringt. Bedenken Sie aber immer, Ihr innerer Arzt ist Ihr Bewusstsein. Wenn Sie mutig wagen, anders zu denken, zu fühlen und zu handeln, haben Sie die Krise überwunden.

75–80 Punkte

Sie haben sich sicher schon oft gefragt: „Wieso bin ich überhaupt krank geworden?" Sie haben eine gesunde Lebenseinstellung und ein Urvertrauen in das Leben. Seien Sie sanft zu sich und akzeptieren, dass Sie ein Limit überschritten und nicht rechtzeitig die Bremse gezogen haben. Das kommt vor. Wichtig ist, dass Sie weiter an Ihre Heilung glauben und wieder mit der Energie Ihres Lebens fließen. Die Urquelle der guten Instinkte und der Intuition sprudelt bei Ihnen lebhaft. Daher – nächstes mal Mal rechtzeitig die Pause einplanen!

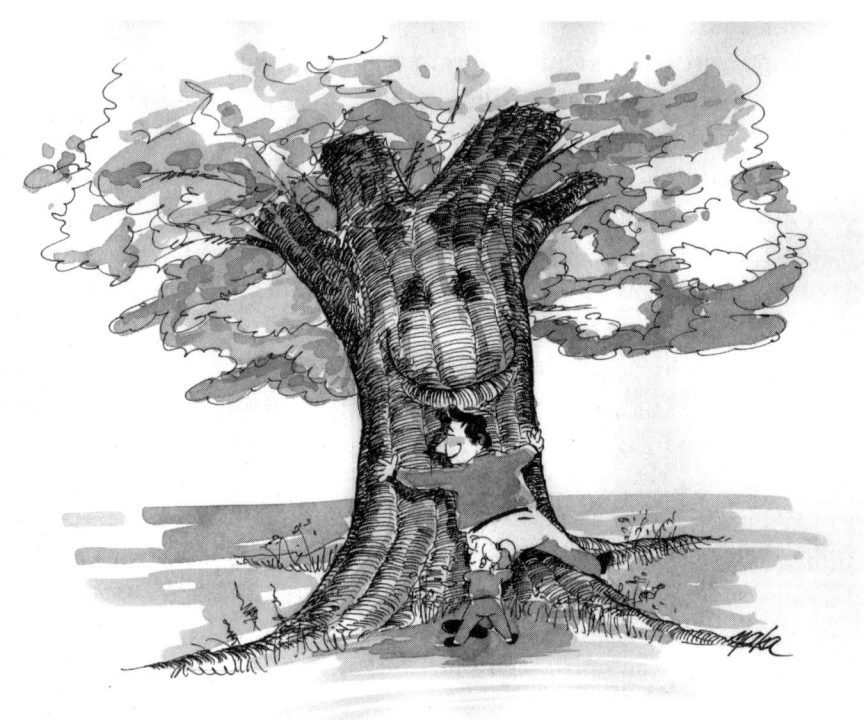

Trau, schau wem!

Ohne Urvertrauen in uns selbst als Abbild der weisen Natur sind wir wie trockene Blätter im Wind. Wir segeln hierhin und dorthin, am Schluss wissen wir nicht mal mehr, zu welchem Baum wir gehören. So wie die Baumblätter von der inneren Lebenskraft des gesamten Baumes gehalten werden, brauchen auch wir einen inneren Halt. Viele Menschen meinen, dieser Halt müsse durch eine Amtskirche hergestellt werden, durch Obrigkeiten, die einem sagen, was man tun und lassen soll. Das schafft jedoch nur Abhängigkeiten; beim nächsten Sturm unerwarteter Ereignisse werden wir haltlos, wenn wir auf andere bauen. Der innere Halt wird durch innere Erfahrungen erschaffen. Es reicht nicht, an einen Schöpfergott zu glauben, ich muss diese Kraft selbst erfahren haben. Es reicht nicht, hochgeistige Texte zu lesen, sie müssen durch das eigene Erleben lebendig werden. Wie heißt es im Zenbuddhismus so treffend:

Es sind nicht die Schriften, die einem die Erleuchtung erschließen, es ist die Erleuchtung, die einem die Schriften erschliesst.

Unsere moderne Welt ist voll von Wissen aus zweiter Hand. Dieses Wissen bedarf der Erklärung. Es gibt ein Wissen jenseits aller Erklärungen. Das ist die eigene Erfahrung; daraus resultiert die eigene gültige Wahrheit. Es gibt nicht DIE Wahrheit, nur die der eigenen Erfahrung. Der Weg zum Wissen aus Erfahrung erschafft das Urvertrauen, dass die Dinge so wie sind, richtig für einen sind. Urvertrauen ist sowohl Selbstvertrauen als auch die Hingabe an die große Schöpferkraft.

Der WEG der Nicht-Tat

Wir alle kennen sicher den Weisheitsspruch „Der Weg ist das Ziel". Das ist mit dem Intellekt nicht zu begreifen. Jeder Schritt ist das Ziel. Wir meinen, weil wir ein Ziel definieren, gäbe es da einen Abstand zwischen dem Start und dem Ziel. Die Intention des Vorwärtsgehens ist jedoch das Ziel und jeder Schritt verbündet sich mit dem Ziel. Da mag einer fragen: Was ist denn mit denen, die kein Ziel mehr vor Augen haben, die ziellos durchs Leben driften? Gehen sie keinen Weg?

Menschen ohne Ziele begegnen uns heute sehr oft in der Praxis. Sie wissen nichts mit ihrem Leben anzufangen. Das Ziel, das sie einst erreichen wollten, fanden sie nicht. Nun trauen sie sich nicht mehr, ein neues Ziel vor Augen zu haben. Sie sprechen von Enttäuschung. Im Grunde ist die Ent-Täuschung, also die Offenbarung einer

Täuschung, etwas sehr Heilendes, auch wenn sie zunächst schmerzhaft ist. Erst in der Ent-Täuschung spüren wir, wie wir vorher gelitten haben.

Ein geläufiges Lehrstück des Lebens ist, einerseits Ziele anzustreben, um mit genügender Energie voran zu kommen und andererseits einfach vorwärts zu gehen in dem Vertrauen, das richtige Ziel zu erreichen. Mal agieren wir, mal lassen wir uns führen. Das ist wunderbar in Ordnung. Wir meistern unser alltägliches Leben, indem wir uns Ziele setzen und werden bar und ledig aller Ziele, wenn wir uns auf einen spirituellen WEG begeben. So sinnvoll es im alltäglichen Leben ist, seine Wege ökonomisch zu gestalten und Ziele zu definieren, so hinderlich ist dies aus spiritueller Sicht. Für mich ist jeder Heilungsprozess eine spirituelle Entwicklung. Am Anfang sagt jeder: „Ich will meine Krankheit loswerden und wieder so sein wir früher." Aber im Gehen des Heilungsweges schwindet diese naive Sicht der Dinge. Heilung ist Wandlung, ist Bewusstseinswandel, wodurch an die Stelle von willentlichem Tun immer auch das Geschehenlassen tritt und das Vertrauen, dass alles zum eigenen Wohl geschieht. Darin gilt es die Patienten zu bestärken, denn manchmal bläst der Wind recht stark im Anstieg des Berges alter Denk- und Verhaltensgewohnheiten!

Die Opferbereitschaft

Ich möchte dazu ein denkwürdiges Beispiel an den Anfang stellen:

Eine Frau lebte lange Zeit in einem Ashram. Sie suchte Erleuchtung. Alles hatte sie dafür geopfert und aufgegeben. Die Jahre vergingen, aber Erleuchtung fand sie nicht. Sie meditierte und fastete noch mehr, vollzog noch mehr Rituale, ihr ganzes Sein war fixiert auf Erleuchtung. Leider hatte sie keinen Lehrer mit Weitblick, denn dieser hätte ihr helfen können, die unselige Fixierung aufzugeben. Eines Tages sagte sie sich: Wenn die Erleuchtung über die Meditation nicht kommt, dann soll sie eben über eine schwere Krankheit kommen. So bekam sie Krebs. Als ich sie in meiner Praxis kennen lernte, sagte sie ohne Umschweife: Ich weiß, warum ich Krebs habe. Ich wollte damit meine Erleuchtung erzwingen.

Leider war die physische Existenz dieser Sanyasin schon so schwach und der Krebs so fortgeschritten, dass es mühsam war, hier eine heilende Ordnung in Gang zu bringen. Dieses Beispiel lehrt uns etwas sehr Wichtiges, das jeden angeht, der einen spirituellen Weg geht.

In den Weisheitsbüchern oder Koan-Sammlungen hören wir viel von der „Opferbereitschaft" der Suchenden. Sie geben alles her, um das hohe Ziel der Erleuchtung zu erlangen und die vollkommene Freiheit zu erleben. Der Begriff „Opfer" beherbergt wie jeder Begriff, der mit unserem Ausdruck von Menschsein zu tun hat, Licht und Schatten. Kein Meister verlangt von seinem Schüler ein Opfer im engeren Sinne, denn ein spiritueller Weg ist ein WEG in die FREIHEIT und der Opfergeist führt in Mangel und Lähmung. Es geht nicht darum, sich ein Bein zu brechen, Krebs zu erzeugen oder blind zu werden, um Erleuchtung zu erfahren. Dieses „Um – Zu" ist genau das Problem. Wir müssen das Leid nicht extra suchen. Viel wichtiger ist, das Leid in allem zu erkennen, was uns abhängig, intolerant, engherzig, ungeduldig, gierig macht oder schwächt. Damit haben wir vollauf zu tun und müssen wahrhaftig dazu nicht noch eine Krankheit rufen!

Mit der kranken und destruktiven Seite der Opferbereitschaft sind wir in der Krebstherapie dauernd konfrontiert. Die Opferrolle einnehmen heißt, in die Lähmung, Ohnmacht und in den Fatalismus zu gehen. Ein Mensch fühlt oder sieht sich als Opfer seiner Lebensumstände und geht in die Passivität. Draußen werden Schuldige gesucht, gefunden, benannt. Das ist die kranke oder Schattenseite der Opferbereitschaft, die völlige Gefangenschaft im Dualismus: Ich hier, du da draußen. Eben das ist auch der Kern der Krebserkrankung. Die Botschaft „Ich kann (konnte) ja nichts dagegen tun!" führt in die Sackgasse. Ein Leben in der Sackgasse führt nicht in die Freiheit, ins Licht, in die Fülle des Seins, sondern immer tiefer in die Zerstörung und in den Tod.

Nun kann man sagen, dass der Tod auch eine Form der Befreiung ist. Das ist richtig. Die Frage ist, WIE jemand in die große Verwandlung eingeht. Jeder von uns legt im Sterbeprozess den Körper ab. Es geht also nicht um das WAS, sondern um das WIE. Wie bedeutsam das ist, wird erst offenbar, wenn wir ein kreisförmig denkendes Bewusstsein haben, wenn wir von dem Kreislauf des Seins ausgehen, mal eine „Runde" mit Körper, mal ohne Körper. Der tiefere Sinn in dem ständigen Wechsel zwischen Inkarnation und Exkarnation ist die unendliche Güte der Natur, der Seele Möglichkeiten der Entwicklung in Richtung zur großen Befreiung zu gehen. Alle großen spirituellen Schulungen des Ostens übermitteln uns die Erkenntnis, dass die „zweite Natürlichkeit", die bewusst erlebte Erleuchtung, im Körper von größter Bedeutung ist, weshalb der Körper als Tempel geehrt wird. Es macht daher auch keinen Sinn, den Körper durch negative Gedanken und Wahnideen zu zerstören. Man zerstört damit gewissermaßen die Manifestationsgrundlage der Erleuchtung oder GROSSEN FREIHEIT.

Die Krebspatientin erlebte Heilung im Sterben. Ihr Organismus hatte noch genügend Reserven, um mit sich ins Reine zu kommen. Sie konnte nicht eher gehen, bis sie mit sich und ihrem Lehrer in die Versöhnung kam. In ihrem Sterbeprozess erlebte sie zum ersten Mal bewusst, was Urvertrauen ist. Sie hatte zu Beginn des Prozesses enorme Schmerzen. Doch schaffte sie es durch Hingabe und Geschehenlassen, die Spannungen im Körper zu lösen und bei klarem Bewusstsein ihren Köper abzugeben. Es war ihr zu Lebzeiten wegen der Fixierung auf Erleuchtung nicht vergönnt, das innere Licht zu erleben. Aber im Sterbeprozess erlebte sie ihr Aufleuchten und Verstrahlen. Entgegen aller klinischen Lehrmeinung starb sie schmerzfrei.

Der Lebensbaum als Sinnbild der Cakras

Das Urvertrauen erweckt in uns das Gefühl der Heimat, der Mitte und des Beisichseins. Ich möchte das an dem einfachen Symbol des Lebensbaums illustrieren und seine Teile mit den Energien des Bewusstseins vergleichen.

Das Sanskritwort „cakra" bedeutet „Rad, Wirbel, Bewegung, Leben" und damit kann man vom materiellen Rad, das einst in Asien zum Zwecke schnellerer Fortbewegung erfunden wurde, bis hin zum Bewusstsein alles bezeichnen, was mit Entwicklung und Lebensgesetzen zu tun hat. Indem die alten Sanskritverse der Weisheitsbücher zunächst in englische, dann in deutsche Prosa über-setzt und von dort in beliebige Populärsprachen übertragen wurden, flachte die vielfache Bedeutung des Wortes „Cakra[7]" ab.

Die alten Inder waren die größten Pragmatiker unter den Asiaten und setzten deshalb voraus, dass jeder Leser der Texte sofort aufgrund eigener Erfahrung wusste, welche Bedeutung von „Cakra" an dieser oder jener Stelle gemeint war. Im Sanskrit wird aber in verschiede-nen Ebenen gedacht, weshalb ein Begriff aus den Bewusstseinsschulungen bzw. Yogawissenschaften immer zugleich eine vierfache, das heißt materielle, emotionale, mentale und zusätz-lich eine synergetische, das heißt spirituelle Entsprechung hat.

Cakra ist somit der Inbegriff des Lebensgesetzes, denn Leben heißt Vorwärtsbewegung. Taucht man in den Mikrokosmos „Mensch" ein, so zeigt sich, dass auch hier alles durch rhythmische, vorwärts orien-tierte Bewegung bestimmt ist. Cakra als Sinnbild des Lebensrades bedeutet, einen Weg vorwärts gehen, Ziele haben und sich in seinem gewählten Leben verwirklichen.

Cakra setzt ein zyklisches Denken voraus, ein Sicheinfügen in den Kreislauf des Seins. Manchmal in enthüllter Form, inkarniert, sicht-bar, messbar, von Raum, Form und Zeit abhängig, mit Körper. Manchmal in verhüllter Form, exkarniert, unsichtbar, von Raum, Form und Zeit unabhängig. Werden und Vergehen im ewigen

Kreislauf. Mal mit Körper, mal ohne; das Lebensrad dreht sich fort und fort. In jedem Augenblick dieses Kreislaufs, in jeder Zelle, in jedem Atom, das sich manifestiert, ist Bewusstsein. Das ist die höchste Bedeutung von Cakra. Bewusstsein ist insofern eine gelungene Übersetzung für Cakra, als bewusstes Sein nur möglich ist, wenn jemand erkannt hat, dass SEIN steter Wandel, stete Bewegung ist und dies kreisförmig und rhythmisch geschieht. Da Bewusstsein in jeder Zelle ist, spiegelt sich darin auch, wie bewusst ein Mensch sich in die Gesetze des Lebens eingibt. Um das begreiflich zu machen, haben sich die alten Inder viel einfallen lassen. Sie liebten leicht verständliche Bilder für komplexe Vorgänge.

Cakras werden als Energiewirbel bezeichnet, die zum einen einer hierarchischen Dreiteilung folgen und zum andern als Ganzes das Bewusstsein eines Menschen energetisch ausdrücken. Energie ist der Ausdruck und die Folge von Bewegung. Wie im Makrokosmos die Spiralnebel, besteht auch im Mikrokosmos Mensch ein spiraliger Energiewirbel mit zentrifugalen und zentripetalen Kräften, sonst würde ja alles auseinander fliegen oder zusammenfallen. Das Lebensprinzip ist aber das Gleichgewicht dieser Kräfte. Cakras haben also zentrifugale, nach außen strahlende Energien und zentripetale, nach innen ziehende Energien. Ihre körperliche Entsprechung sind die Drüsen, deren Sekretionen ebenfalls zentrifugale und zentripetale Kräfte haben.

Cakra als Energiezentrum zu bezeichnen, ist insofern ungünstig, als im Zentrum eines Rades, Wirbels oder einer Spirale keine Bewegung ist, sondern ruhende schöpferische Kraft, aus der alles hervorgeht. Das ist die dritte Komponente von Cakra.

Die in der Populärliteratur übliche wertende Einteilung in niedere und höhere Zentren ist insofern unsinnig, als die schöpferische Kraft der Natur immer ein Optimum an Synergien anstrebt. Darum wählt man das Sinnbild des Lebensbaums, bei dem nichts besser oder schlechter ist, sondern jeder Teil das Ganze widerspiegelt und das Ganze mehr ist als die Summe seiner Teile.

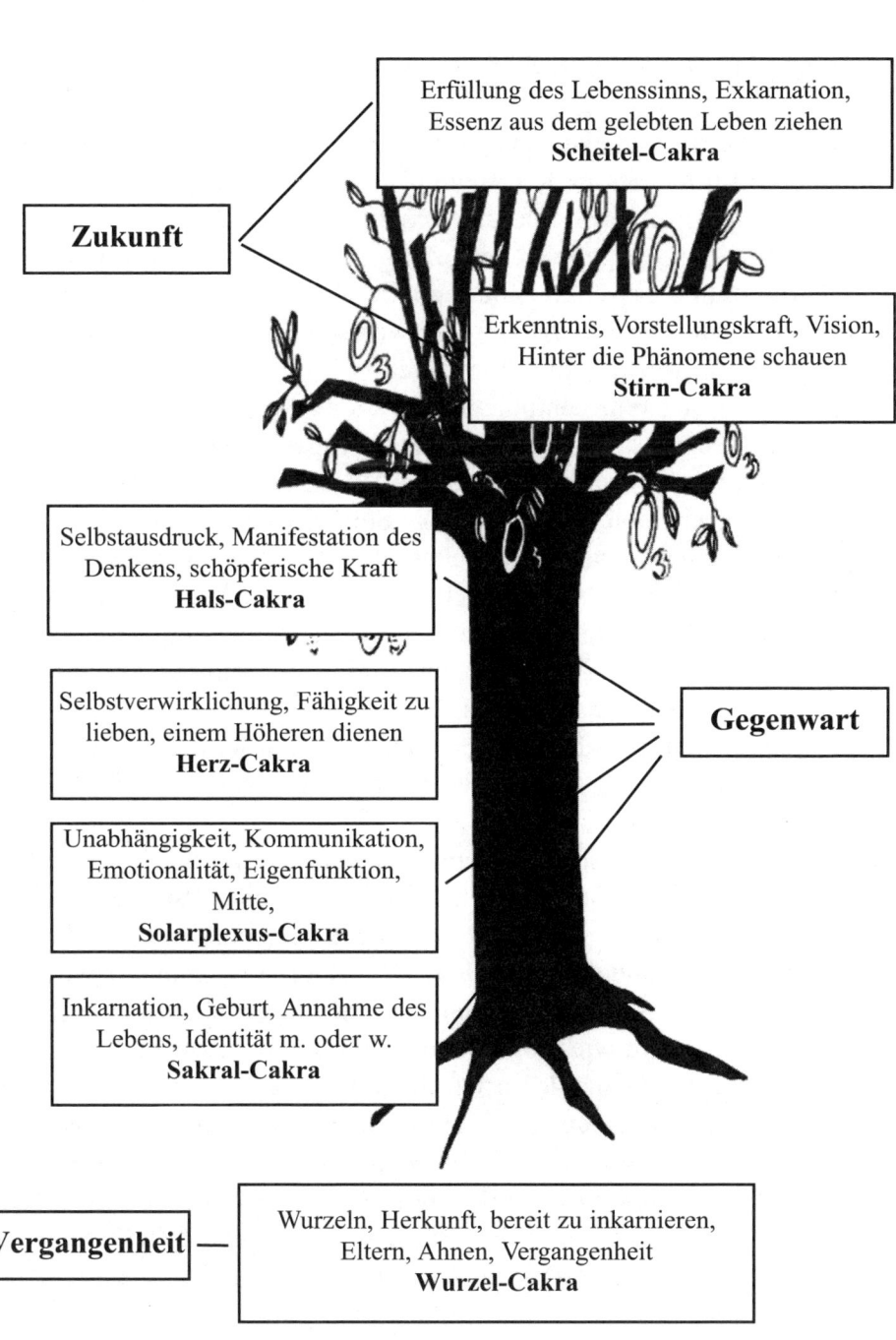

Erfüllung des Lebenssinns, Exkarnation,
Essenz aus dem gelebten Leben ziehen
Scheitel-Cakra

Zukunft

Erkenntnis, Vorstellungskraft, Vision,
Hinter die Phänomene schauen
Stirn-Cakra

Selbstausdruck, Manifestation des
Denkens, schöpferische Kraft
Hals-Cakra

Selbstverwirklichung, Fähigkeit zu
lieben, einem Höheren dienen
Herz-Cakra

Gegenwart

Unabhängigkeit, Kommunikation,
Emotionalität, Eigenfunktion,
Mitte,
Solarplexus-Cakra

Inkarnation, Geburt, Annahme des
Lebens, Identität m. oder w.
Sakral-Cakra

Vergangenheit —

Wurzeln, Herkunft, bereit zu inkarnieren,
Eltern, Ahnen, Vergangenheit
Wurzel-Cakra

Der Lebensbaum und die Cakras

Der Lebensbaum ist das Sinnbild für die selbstregulierende Schöpferkraft, die im Kreislauf des Seins immer wieder aus sich selbst schöpft. Alles Lebendige existiert in den drei Zeitebenen der Vergangenheit, Gegenwart und Zukunft. In der Gegenwart sind wir inkarniert und getrennte, individuelle Wesen. Im Jetzt können wir alles real tun, um das zu werden, was wir sind und so optimal wie möglich unsere Eigenfunktion zu leben.

So wie aus den Wurzeln potenziell viele verschiedene Bäume potenziell entstehen können, ist unsere Vergangenheit auch nur das Potenzial zum Menschwerden. Im Moment der Inkarnation und Geburt entscheiden wir uns für das Sein eines bestimmten, einmaligen, unverwechselbaren Menschen so wie der Baumstamm deutlich zeigt, um welchen Baum es sich handelt. In der Vergangenheit können wir nicht sein, dort kommen wir her. Aber zweifellos ist es wichtig, seine Wurzeln zu kennen und sich seines Ahnen- und Familienfeldes bewusst zu werden.

Der Baumstamm, Sinnbild der Gegenwart, wächst nach oben und zeigt die Materialisation. Jeder Schritt dient der Entwicklung und weist in die Zukunft.

Die Zweige und Äste des Lebensbaumes stellen die individuellen Möglichkeiten dar, seine Eigenfunktion zu leben. Sie sind die vielen möglichen Wege, die wir einschlagen können, die wir auch wieder verlassen können, um andere zu wählen. Ob es uns bewusst ist oder nicht, wir streben auf Ziele zu, um unseren Auftrag in dieser Inkarnation so gut wie möglich zu erfüllen. Indem wir in die Zukunft gehen, unsere Potenziale verwirklichen, bewegen wir uns auch dem Ende der momentanen Inkarnation zu. Exkarnieren wir dann eines Tages und verlassen den Körper, gehen wir wieder in das GROSSE GANZE ein und kehren zu den Wurzeln des Lebensbaumes zurück. Das ist der Kreislauf des Seins. Für jede seiner Phasen stellt die Natur die passenden Energien bereit. Darum ist jedes Cakra, jeder

Bewusstseinszustand von gleicher Bedeutung, denn das eine kann ohne das andere nicht sein. Sind wir einmal inkarniert, baut alles aufeinander auf, greift alles ineinander, denn wir können kein abgelöster Teil von irgendetwas sein. Folglich ist es sinnvoll, alle Cakras gleichermaßen über ihre körperlichen, emotionalen und mentalen Entsprechungen anzuregen. Erst wenn dies geschieht, kann sich die höchste Bewusstseinsebene als Synergie der drei „alltäglichen" entwickeln.

Was im Detail geschieht, wirkt auf das Ganze,
wie innen so außen,
wie unten, so oben.

Dieses Gesetz beachteten und wandten nicht nur spirituelle Lehrer an, sondern auch Mediziner in Asien, aber auch im Westen. Berühmte Homöopathen wie Samuel Hahnemann, Compton Burnett, Arthur Lutze oder der Arzt Johann Gottfried Rademacher wussten, dass auch die Behandlung eines Organs auf den gesamten Organismus wirkt und dass ein Heilmittel um so wirksamer ist und alle Energieebenen erreicht, je weniger Materie es hat. Es macht daher durchaus Sinn, das Bewusstsein als höchste Instanz durch heilende Maßnahmen anzuregen und zu erweitern.

Indem wir Ordnung, Versöhnung mit unseren Wurzeln, also den Eltern und Ahnen anstreben, verwirklichen wir die optimale Energie für das Wurzel- und Sakral-Cakra.
Indem wir das Leben in seiner Fülle voll und ganz annehmen, das werden, was wir sind, und nicht dauernd versuchen, jemand zu sein, der wir nicht sein können, wenn wir beziehungsfähig, liebesfähig werden und den angemessenen Selbstausdruck finden, stellen wir die optimale Energie für das Solarplexus-, Herz- und Hals-Cakra bereit.
Wenn wir unser Tun in den Dienst eines Höheren stellen, hinter die materielle Welt schauen und uns mit dem Sinn von Leben und Tod

befassen, verwirklichen wir die Energie des Stirn- und Scheitel-Cakras.

Aus diesem Bemühen entwickelt sich dann automatisch eine immer feinere, höhere Bewusstseinsstufe. Das ist alles nichts Neues, es steht in allen möglichen Sprachen in den Weisheitsbüchern der Menschheit. Worte früherer Meister müssen durch die eigene Erfahrung erst wahr werden, sonst bleiben es nur Worthülsen.

Wir sehen, das Urvertrauen zu entwickeln ist eine Lebensaufgabe und ist der Ausdruck von Heilsein. Jeder Heilungsprozess ist der Weg des Vertrauens in die eigenen Heilungskräfte. Was ich hier dargelegt habe, mag Sie vielleicht auch ahnen lassen, dass Heilung tatsächlich ein spiritueller Weg ist.

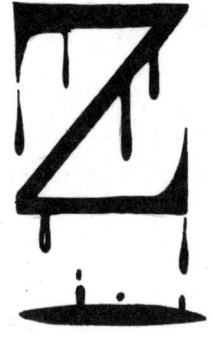

Fragenkomplex zu „Zeit"

1. Habe ich oft das Gefühl, keine Zeit zu haben? ① ② ③ ④ ⑤

2. Verplempere ich viel Zeit mit unwichtigen Dingen?
① ② ③ ④ ⑤

3. Nehme ich mir genügend Zeit zum Essen? ① ② ③ ④ ⑤

4. Ist mir bewusst, dass ich meine Zeit selber erschaffe?
① ② ③ ④ ⑤

5. Ist mir bewusst, dass Heilung nicht beschleunigt werden kann?
① ② ③ ④ ⑤

6. Ist mir bewusst, dass meine Krankheit über längere Zeit entstanden ist? ① ② ③ ④ ⑤

7. Denke ich über meine Lebenszeit nach? ① ② ③ ④ ⑤

8. Erschaffe ich mir Zeit für Muße, Pause und Ruhe?
① ② ③ ④ ⑤

9. Ich habe mir unbewusst viel Zeit erschaffen, um krank zu werden. Nehme ich mir jetzt auch genügend Zeit, gesund zu werden?
① ② ③ ④ ⑤

10. Fällt es mir schwer, zur Ruhe zu kommen? ① ② ③ ④ ⑤

11. Möchte ich mehr Zeit für mich erschaffen? ① ② ③ ④ ⑤

12. Verbringe ich viel Zeit für andere? ① ② ③ ④ ⑤

13. Nutze ich die Zeit zu meinem Besten? ① ② ③ ④ ⑤

14. Bin ich oft rastlos und ungeduldig? ① ② ③ ④ ⑤

15. Brauche ich oft eine Uhr zur Zeitorientierung? ① ② ③ ④ ⑤

16. Verbringe ich genügend Zeit in der Natur? ① ② ③ ④ ⑤

17. Kann ich Zeit und Raum vergessen, wenn ich kreativ tätig bin?
① ② ③ ④ ⑤

18. Habe ich ein Gefühl für unseren Zeitgeist/unser kollektives Bewusstsein? ① ② ③ ④ ⑤

19. Spüre ich, dass ich ein „Kind unserer Zeit" bin? ① ② ③ ④ ⑤

20. Verbringe ich genügend Zeit mit Träumen/Tagträumen/Nichtstun? ① ② ③ ④ ⑤

21. Habe ich oft das Gefühl, noch viel erledigen zu müssen?
① ② ③ ④ ⑤

22. Habe ich Probleme mit dem Altwerden? ① ② ③ ④ ⑤

23. Habe ich oft den Eindruck, die Zeit vergeht viel zu schnell?
① ② ③ ④ ⑤

24. Kenne ich das Gefühl der Langeweile, dass die Zeit nicht vorbei-geht? ① ② ③ ④ ⑤

65–72 Punkte

Sie zweifeln, ob Sie das alles schaffen. Auf Ihnen lastet ein „hausge-machter" Zeitdruck, so dass Sie scheinbar keine Zeit haben, krank zu sein und keine Zeit, gesund zu werden. Sie kommen nicht zur Ruhe, weil Sie nach außen orientiert sind. Ihre Gabe der Vielseitigkeit nutzen Sie momentan nur einseitig und verwenden zu viel Zeit mit Problematisierung – was alles noch nicht erledigt ist, was abgearbeitet werden muss. Was fehlt, ist das Innehalten. Sie haben schon früh gelernt, dass Sie nur anerkannt werden, wenn Sie umtriebig und fleissigfleißig sind? Dagegen wäre gar nichts zu sagen, wenn Sie auch das Träumen, die Muße und das süße Nichtstun als Ausdruck von Lebensqualität gelernt hätten. Tun Sie es jetzt. Es ist nie zu spät, um das Kostbare einer Heilung zu erleben. Gehen Sie raus in die Natur zu Wald, Wiese, Wind und Wetter, die besten Freunde der Heilkraft.

72–75 Punkte

Ungeduld ist mit Langeweile gepaart. Sie stehen in den Startlöchern, um raus aus den gewohnten Bahnen zu laufen. Sie trauen sich nicht? Sie sehen vor sich Berge von Arbeit, die liegen geblieben ist. Sie schauen auf die Uhr und sehen mit Sorge, wie die Zeit nur so dahinfliegt. Sie wollen schnell gesund werden, damit Sie wieder so sein können wie früher. Eine höchst intelligente Instanz in Ihnen, Ihr Höheres höheres Selbst sagt, dass man Heilung nicht beschleunigen oder verlangsamen, sondern nur erleben kann. Zögern Sie nicht, zu Ihrem wohl Wohl deutlicher zu unterscheiden, was im Augenblick wichtig und was überflüssig ist. Das Krankheitsgefühl zeigt sich in der inneren Unruhe und Ungeduld, Zeichen von Heilung sind hingegen Heiterkeit und Gelassenheit. Versuchen Sie einen ersten Schritt dahin.

75–80 Punkte

Sie sind ein „Kind" unserer Zeit, sind eilig, kreativ, immer offen für Neues und gerne unterwegs. Erfreulicherweise haben Sie aber inzwischen gelernt, auch der Muße und Ruhe einen Raum zu geben. Ihre Heilung ist daher schon weit fortgeschritten, vor allem im Bewusstsein. Gönnen Sie dennoch Ihrem Körper genügend Zeit, die vielen Impulse zu verarbeiten. Bewahren Sie im Bewusstsein, dass Heilbleiben der nächste Schritt ist. Er bedeutet, ein Maß zwischen Arbeitsfreude und Erholung beizubehalten. Bewahren Sie Sie sich auch Ihre Erkenntnis, dass Reife in jeder Hinsicht mehr Qualität hat, als „trendy" zu sein.

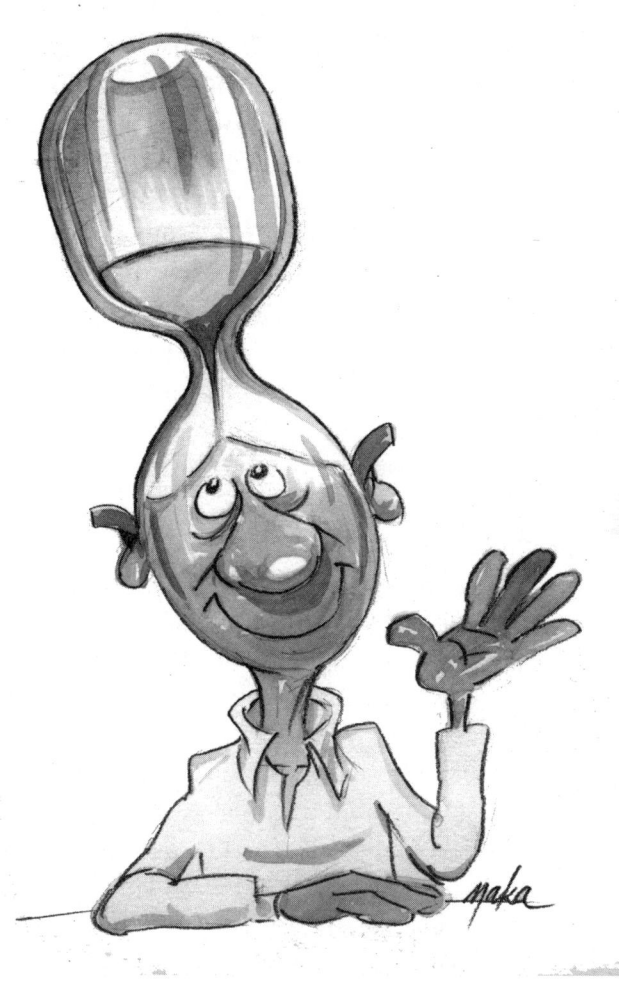

Zeit hat man nicht, Zeit macht man

Diese Aussage „Zeit hat man nicht, Zeit macht man" ist eine uralte
Weisheit aus einer Zeit, als man noch keine Uhren und erst recht
keine mit Sekundenzeiger kannte. Ich selber hörte diese Worte viele

Jahre lang in meiner Zen-Schulung – wahrscheinlich, weil ich damals noch sehr ungeduldig war. Im Laufe des Lebens erfuhr ich immer deutlicher, dass ich selbst die Schöpferin meiner Zeit bin. Ich habe gelernt, die fließende Zeit so oft wie möglich optimal zu nutzen und mit ihr zu fließen. Der tiefere Sinn einer spirituellen Schulung ist ja die innere Sammlung, was jahrelang heißt, sich auf einen Meditationsinhalt zu sammeln. Das hat eine Auswirkung auf den Alltag, indem die Konzentration auf das, was man gerade zu tun hat, immer besser wird. Und das verändert wiederum den Qualitätsmaßstab für die Wahl, in was und wie man seine Energie in etwas eingibt. Dieser Prozess, die fließende und messbare Zeit optimal zu nutzen, ist mir daher vertraut, so dass ich selten sage: „Ich habe keine Zeit". Andererseits ist im Laufe der Jahre auch immer klarer geworden, in was ich keine Zeit investiere. Zum Beispiel kann ich mich wegen meines cholerisch-sanguinischen Temperaments schnell über etwas aufregen und wenige Minuten später merken, dass es sich nicht lohnt, dafür Energie zu vergeuden. Ich möchte gar nicht aufzählen, was das alles für Gelegenheiten sein können. Viel lieber stelle ich fest, dass viel passieren muss, um mich aus der Reserve oder aus dem inneren Halt zu locken.

Mein Alltag ist enorm arbeitsintensiv. Dennoch ist der Stress als Ausnahmesituation „Keine Wahl" nicht zu Gast. Der Grund dafür liegt ganz simpel in den vielen kleinen Pausen am Tag. Ich nenne es das Innehalten mitten im Getriebe, in dem die Zeit zu verfliegen scheint. Entweder alles geht zu schnell oder nicht schnell genug. Innehalten für 30 – 60 Sekunden heißt, nach innen zu lauschen, den Atemstrom bewusst wahrzunehmen und zu spüren: Wo bin ich gerade, was ist wirklich wichtig? Diese kleine Übung ist von höchster Qualität und geringster Quantität. Wir westlichen Menschen sind nicht wie die Asiaten in Klostertraditionen aufgewachsen. Ihre wunderbaren spirituellen Schulungen sind nicht für jeden westlichen Menschen geeignet. Es ist außerdem sehr wichtig für unser Selbstwertgefühl als Europäer, dass wir nicht in den Vergleich gehen.

Das führt unweigerlich in den Mangel und wir schauen nur auf das, was wir im Vergleich mit asiatischen Schulungen <u>nicht</u> sind und haben. Wir schauen nicht auf unsere Potenziale. Das ist aber die Voraussetzung für das spirituelle Wachstum. Wir westlichen Menschen sind sehr flexibel und haben durch Fleiß einen hohen Lebensstandard erschaffen. Wenn wir mal aufhören, dauernd auf hohem Niveau zu jammern, ist der Blick dafür frei, welche Errungenschaften durch das westliche Bewusstsein zu verbuchen sind: die Freiheit der Meinungsäußerung und der Bildung. Weder haben wir ein Kastensystem, das vorschreibt, wer ein wertvoller und wertloser Mensch ist, noch sind bei uns Witwenverbrennungen und Folter an der Tagesordnung. In asiatischen Ländern liegt trotz ihrer jahrtausendealten Tradition spiritueller Schulungen so viel im Argen, ist so viel destruktive und menschenverachtende Energie vorhanden, dass wir gut daran tun, vor der eigenen Türe zu kehren und unsere spirituellen Wurzeln bei uns selbst zu entdecken. Natürlich können wir uns durch alte östliche Schulungen inspirieren lassen und das Gute in unsere eigene Art und Weise der Schulung integrieren. Aber wir müssen keine asiatische Kopie werden. Jede Kultur hat ihre Licht- und Schattenseiten, ihre Theorien zu dem, was einen guten Menschen auszeichnet, wie man Erleuchtung erlangt, zu welchen Weisheiten man Zuflucht nehmen sollte. Doch gilt seit Menschengedenken das Naturgesetz:

Nur das ist wahr, was erlebt wird.
Nur das weitet das Bewusstsein, was im Alltag verwirklicht wird.
Der Alltag ist der größte Meister. Das war immer so und wird immer der Maßstab für den Grad spirituellen Erwachens sein.
Für uns westliche Menschen – und das darf ich sagen, weil ich östliche Schulungen von innen her kenne – ist jede Askese und körperlich-geistige Einschränkung eher als Ausnahme geeignet. Wir sind sehr bewegliche Menschen. Deshalb tun uns spirituelle Schulungen gut, die unsere Kreativität fördern, die sich auch zeitlich in unseren

Alltag mit Partnerschaft, Familie, Beruf integrieren lassen. Für uns ist es heilsam, immer wieder kleine Pausen des Innehaltens zu üben und nicht, sich täglich sich eine Stunde Meditation abzuringen, womöglich noch in Körperhaltungen, die Schmerzen verursachen. Meine Zen-Meisterin, die wahrlich streng war, erlaubte ganz selbstverständlich Menschen, auf dem Stuhl zu sitzen statt im halben oder ganzen Lotussitz. Wichtig ist die innere Sammlung, nicht die äußere Haltung.

Meine Erfahrung ist, dass Menschen auch über das häufige Innehalten für eine Minute oft mehr in die Ruhe und Gelassenheit finden, als wenn ich ihnen gleich die zehnminütige oder längere Meditationszeit empfehle. Der Wunsch, einen spirituellen WEG zu gehen, muss aus einem natürlichen inneren Bedürfnis erwachsen und nicht aus einer Problemstellung. Das missverstehen viele Menschen. Sie schleifen ihre ganzen persönlichen Probleme mit auf das Meditationskissen. Dafür gibt es gute ganzheitliche Therapien. Man sollte freie Energie zur Verfügung haben, um sich der Bewusstseinserweiterung hingeben zu können. Sicher, wir haben immer noch das eine oder andere zu bearbeiten und sind nie ganz frei von Themen und Krisen. Aber wer psychisch aus dem Lot ist, Partnerschaftsprobleme wälzt oder gerade physisch krank ist, sollte sich erst in eine gewisse Ordnung bringen und hernach seine Medial- und Heilerschulung sowie eine spirituelle Schulung beginnen. Herz und Sinn brauchen Zeit und Raum für die lebenswichtigen Fragen einer solchen Schulung. Wir sehen seit zehn Jahren, dass Menschen, die auf diese Weise erst ihre Hellsinne, ihre Heilerkräfte und schließlich ihre spirituellen Potenziale schulen, sehr stabil sind und ihren Alltag meistern. Und allein darauf kommt es an, solange wir auf der Erde wandeln und den Sinn des Daseins erfüllen.

Zeit ist Ewigkeit
Und Ewigkeit ist Zeit,
so du nur machest
keinen Unterscheid.

Diesen weisen Spruch von dem deutschen Mystiker Angelus Silesius liebe ich sehr, weil in Kürze die zwei Arten der Zeit ins Bewusstsein dringen. Die ZEIT, die wir auch in unserer Kultur Ewigkeit nennen, ist unabhängig davon, ob wir inkarniert sind oder nicht. Sie zu erleben, ist der Wunsch jedes spirituell Suchenden. In jedem Moment der messbaren Zeit unserer derzeitigen Inkarnation können wir auch die ZEIT-Ewigkeit erleben. Dazu braucht es das vollkommene Innehalten, ganz- in -die- Mitte- Kommen, die vollkommene Stille. Der menschliche Geist ist immer in Bewegung, tausend Gedanken schwirren umher. Das ist normal. Damit der Geist ins Erleben der ZEIT findet, wurden seit Jahrtausenden einfache Übungen vermittelt: heilige Silben, Worte, kurze Sätze oder Symbole und Farben. Egal, was es im Detail ist, der Geist sammelt sich darauf und findet zu dem Meditationsinhalt zurück, wenn die Gedanken und Gefühle abschweifen. Das ist das Innehalten, durch das sich allmählich neue Dimensionen eröffnen, um die ZEIT-Ewigkeit zu erleben. Darüber zu philosophieren, ist müßig. Spiritualität ist reine Praxis mit eigener Erfahrung.

Die „kleine Zeit" ist messbar und ist nicht minder wichtig. Es gibt einen Ort, einen Zeitpunkt und einen Anlass, wann etwas für uns dran ist. Dafür ein Gefühl zu empfinden und sich in den Fluss der irdischen Zeit einzugeben, ist sehr wesentlich. Die meisten Menschen müssen das erst wieder erlernen, ganz besonders chronisch Kranke, denn ihr Zeitgefühl ist völlig durcheinander geraten. Es gibt Prozesse, die wollen wir Menschen beschleunigen. Dazu gehören lästige Pflichten, berufliche Ausbildungen und Heilungen. Da kann es uns nicht schnell genug gehen. Wir leben seit dem 19. Jahrhundert in einem zunehmenden Lebenstempo und Jugendwahn. Schnellreife, steile Karriere und Entwicklungssprünge werden durch die Werbung und die Medien pausenlos propagiert. Da kann sich schon der Gedanke einnisten, man könne da tatsächlich etwas beschleunigen. Doch die „Turbos" unserer elektronischen Ära sind nur in einer Hinsicht schnell: sie führen sehr schnell in ernsthafte Krankheiten. Mal etwas zu beschleunigen und dann wieder das Maß zu finden, dass „alles seine Zeit braucht", ist kein Problem. Wenn aber alles im Leben, alles an einem Menschen im Zeitraffer laufen soll, wird offenbar, dass dies nur materiellen Zwecken dient. Die Seelennahrung und das spirituelle Wachstum bleiben auf der Strecke. Sogar Schulungen der medialen Wahrnehmung und des Geistigen Heilens sind heute auf Abkürzungen und Schnellreife angelegt. Man hält es für veraltet, jahrelang zu meditieren oder Übungen zur erweiterten Wahrnehmung zu machen.

Übung bringt Veränderung und inneres Wachstum, das weiß jeder, der schon einmal ein Musikinstrument erlernt hat. Gewiss, es gibt Sonderbegabungen, die so genannten „Naturtalente", denen vieles in den Schoss zu fallen scheint und die nicht viel üben müssen. Doch das sind Ausnahmeerscheinungen. Ihr Schattenanteil ist, dass irgendwann das Potenzial aufgebraucht ist, wenn sie ihr großes Talent nicht weiter wie einen Edelstein geschliffen haben. Entwicklung geschieht durch Üben, und das braucht nun mal Zeit, genauer: Ihre Zeit. Es braucht auch ein Ziel. Der Weg auf das Ziel zu ist der Weg und der Weg ist bereits das Ziel, wie wir schon weiter vorne hörten. Jeder Schritt auf dem Weg zum Ziel ist Ausdruck des Ziels. Darum ist es ja so unsinnig, Ziele ohne Weg, ohne Prozess erreichen zu wollen. Die Sucht nach dem Gipfelerlebnis, ohne die Schritte dahin, erzeugt Wahnideen. Man bildet sich ein, Meisterschaft in reifeabhängigen Fähigkeiten an einem Wochenende oder in ein paar Kursen zu erlangen. Schnellreife, Schnellverfahren sind gefragt. Was herauskommt ist unecht, labil und oberflächlich. Manche Menschen sind damit zufrieden. Doch wer noch einen Rest Qualitätsgefühl hat, wird sein

Seelenheil solchen „windigen Meistern" nicht anvertrauen. Wir wissen es alle aus eigener Lebenserfahrung: Manche Lektionen mussten wir mehrfach lernen, ehe wir erkannten: Das tut mir nicht gut. Das will ich nicht mehr. Ich will es anders.

Darin offenbart sich Ihre Zeit.

Im Zenbuddhismus gibt es einen uralten Meditationsinhalt, der einen ganz schön herausfordert:

Der zehntausendfach gewundene Pfad
Geht immer geradeaus.

Heilung heißt, sich seine Zeit für alle notwendigen Erkenntnisprozesse und deren Umsetzung in die Tat zu erschaffen. Sie wissen es, man kann nichts wirklich beschleunigen.

Ich kenne das auch aus meinem Alltag. Da rückt mir eine Grippe in den Leib. Ich nehme bewährte Mittel, es wird etwas besser. Dann nehme ich keine Mittel. Auch damit wird es besser. Doch kann ich mich nicht erinnern, jemals eine Grippe willentlich beeinflusst zu haben. Erst wenn ich so weit war zu sagen: „Okay, ich leiste mir jetzt ein Immuntraining. Die Grippe dauert so lange wie sie dauert", hatten die Grippeviren offenbar keine Lust mehr auf mich und die Krankheit war in wenigen Tagen geheilt – ohne Mittel.

Je weniger wir uns einmischen in natürliche Vorgänge, umso weniger sind wir krank. Wir verplempern viel Zeit in unserem Leben damit, gegen die Natur in uns zu handeln. Deshalb entstehen auch solche absurden Lehrmeinungen in der konservativen Medizin, das Kranksein sei das Normale und der gesunde Zustand die Ausnahme. Ja, soweit haben wir unseren Irrsinn getrieben zu glauben, die Natur bestehe aus lauter kranken Wesen und einigen elitären, die sich unanständigerweise einer Krankheit verweigern. Alles in unserem Organismus, dem perfekten Abbild der Naturgesetze im Großen, ist auf Synergien, auf Ausgleich und Harmonie angelegt. Alles schwingt, alles schwingt in seinem eigenen Rhythmus. Und doch passt alles zusammen und ergänzt sich. Heilmethoden eifern diesem Vorbild von „Im-Lot-Sein", von Harmonie und Gesundsein nach. Öffnen wir uns dieser Weisheit, erleben wir auch, dass alles seine Zeit braucht und hat.

Am deutlichsten wird das im Wechsel der Jahreszeiten. Eingedenk der Variationsmöglichkeiten jeder Jahreszeit, können wir sie doch klar erkennen. In einem Heilungsprozess brauchen wir die Anbindung an diesen großen Rhythmus, der unser Leben auf der Erde bestimmt. Das fördert das Gefühl für die „richtige Zeit" und mäßigt unsere Sucht, alles zu jeder Zeit haben und Entwicklungen überspringen zu wollen.

Die Tugend der Geduld

Davon kann ich strophenreiche Lieder singen. Ich war als junges Mädchen erstens superschnell in allem, was ich anpackte, und enorm ungeduldig mit mir. Ich empfand mich als ganz toll, dass ich viel Geduld mit anderen hatte und wähnte darin eine spirituelle Tugend. Diese Illusion zerfiel zu nichts, als ich 1972 meine Zen-Schulung begann. Erst darin begriff ich – mühsam, mühsam! –– Geduld hat unmittelbar mit dem Atem zu tun. Über viele Jahre gewann der Atem an Tiefe und Volumen und mit ihm wuchs die Geduld, und zwar die Geduld mit mir! Von der Pike auf lernte ich Jahr um Jahr durch Erleben und Erfahren, was das bedeutet: Ich erschaffe mir meine Zeit. Ich brauche meine Zeit für meine Entwicklung. Im Fluss der Zeit zu fließen gehört zu den eindrücklichsten Erlebnissen. Wenn ich die Geduld hatte, das geschehen zu lassen, verlief alles viel schneller, als wenn ich willentlich einzugreifen versuchte. Geduld und Reife sind Geschwister.
Im Zeitfluss zu bleiben und sich davon tragen zu lassen, bedeutet

nicht, träge oder gar gleichgültig zu sein. Wir können dynamisch bleiben, auch mal mit Willenskraft etwas in Gang bringen, aber dann den Willen mit dem Geschehenlassen abwechseln. Darin zeigt sich die Tugend der Geduld.

Das Gesagte dient Ihnen dazu, es in Ihrem Heilungsprozess zu beherzigen. Den ersten Schritt haben Sie schon vollzogen, indem Sie Veränderung und Wandlung zulassen und sich in Hingabe an Ihre Selbstheilungskräfte üben. Der zweite Schritt ist, Ihrem Heilungsprozess die adäquate Zeit zu gönnen. In diesem Zeitablauf ist die Geduld die „treibende" Kraft, die Sie durch Berge und Täler trägt. So, wie ohne Bereitschaft zur Veränderung Heilung nicht möglich ist, kann auch ohne Geduld kein Heilungsprozess ausreifen.
Ein anschauliches Beispiel möchte ich abschließend erzählen. Es führt uns vor Augen und Gemüt, wie relativ Zeit empfunden werden kann.

Muss ich jetzt schon sterben?

Eine junge Frau von 25 Jahren hatte gerade ihr zweites Kind geboren, da bekam sie zum zweiten Mal eine Krebserkrankung. Die Diagnose lautete Dickdarmkrebs. Es wurde sofort operiert. Aber schon ein halbes Jahr später hatte sich wieder Krebs am Enddarm gebildet. Es sollte wieder operiert werden und anschließend eine Chemo- und Strahlentherapie folgen. Die Patientin wachte plötzlich auf. Was ging da in ihrem Körper vor? Sie konnte doch nicht jedes Jahr eine Operation zulassen und so den Dickdarm immer mehr kürzen.
Sie rief mich an, völlig verzweifelt und mit den Worten, die man im Zusammenhang mit Krebs so oft hört: „Ich habe nur wenig Zeit für eine Entscheidung. Muss ich denn jetzt sterben? In der Klinik sagte man mir, ich könnte mit dem Befund höchstens noch ein halbes Jahr überleben."

Kommentar: die Prognose gehört nicht in die Heilkunst. Niemand weiß, wann jemand stirbt und wie lange jemand lebt. Die erdrückenden prognostischen Worte kommen aus einem Bewusstsein voller Angst und Ratlosigkeit. Wäre es anders, würde man sich um Heilungsideen kümmern und nicht über Leben und Tod richten.

Ich sagte der Patientin, dass sie sich zuerst in eine ganzheitliche Therapie begeben möge, um ihre Immunkräfte für eine eventuelle Operation aufzubauen. Vor mir sass eine Frau in heller Panik, die immer wieder fragte: „Muss ich denn jetzt sterben?". Und ich antwortete in allen möglichen Variationen: „Ich weiß es nicht. Solange Sie hier vor mir sitzen, ist Leben angesagt. Also schauen Sie auf das, was jetzt zu tun ist."

Krebs und die Wahnidee, keine Zeit mehr zu haben, resultieren aus dem hysterischen Verhalten, das aus dem Dreigestirn Operation, Chemotherapie, Bestrahlung geboren wurde. Das sind die Notlösungen, die ihren Platz in der Ganzheitsmedizin haben, aber mit Sicherheit nicht als erste Wahl, will man von Heilung reden. Heilung geschieht bei einer chronischen Krankheit dort, wo sie ihren Ursprung hat: im Bewusstsein. Folglich interessierte mich, wieso so ein junger Mensch schon so schwer erkrankt. Darmkrebs entsteht nicht von heute auf morgen.

Bei der Patientin zog sich ein roter Faden durch ihre Familiengeschichte und ihr eigenes Leben: Mangelnder Selbstwert, Pflichterfüllung statt Selbstausdruck und Autoritätshörigkeit.

Der Dickdarm ist der direkte Lieferant eines sichtbaren Eigenprodukts. Darum manifestieren sich an ihm mentale und emotionale Themen des Mangels an Eigenautorität und Selbstwerterfahrung. Da war niemand, der an die Qualitäten, Fähigkeiten, Talente und Gaben der Patientin geglaubt hat. Das Weltbild, aus der sie stammte, war von materialistischen Werten durchdrungen. Alles musste nützlich sein.

Doch man musste nicht hellsichtig sein, um im Aussehen und Verhalten der Patientin das Gegenteil zu erkennen. Sie bewegte sich elfenhaft, hatte eine intelligente Ausdrucksweise und wirkte wie eine Künstlerin. Sie hatte den Beruf der Kauffrau erlernt, aber wegen der zwei Kinder noch nicht ausgeübt. Sie hatte auch kein Interesse daran. Ich fragte sie, was sie denn gerne im Leben verwirklichen würde, wenn ihr eine Fee einen Wunsch frei gäbe. Es fiel ihr nichts ein!

Außer den Basismaßnahmen: Ernährungsumstellung, Entsäuerung, Homöopathie und eine Rizoltherapie, um die Zellatmung voranzubringen, bekam sie die Hausaufgabe, eine Liste anzulegen: Meine Gaben, Fähigkeiten, Qualitäten und Talente. Dann fünf Glanzlichter der Liste auszuwählen und sie in einen Kreis einzutragen. Das sollte zukünftig die energetische Visitenkarte werden. Ich bat Sie, mich in vier Wochen anzurufen. Sie sagte prompt: „Das könnte ja schon zu spät sein!" Ich sagte: „Für Heilung ist es nie zu spät. Jetzt fangen Sie doch erst mal mit Ihrem Heilungsprozess an."

Schon nach drei Wochen rief mich Frau H. an und berichtete, es ginge ihr psychisch so viel besser und sie spüre auch mehr Vitalität.

Als sie nach fünf Wochen wieder in die Praxis kam, war unschwer zu erkennen, dass die Patientin wieder Hoffnung und Zuversicht gewonnen hatte. Die Panik war weg, die Unruhe hatte sich gelegt. Wir konnten ganz normal miteinander die nächsten Schritte besprechen. Sie hatte die typischen Insignien ihrer Krankheit, die Hysterie und den Zeitmangel abgelegt. Sie brachte die Befunde mit und sie war bereit, noch weitere vier Wochen zu warten, ehe über eine Operation entschieden würde. So setzte sie die Behandlung fort. Sie war beschwerdefrei, hatte eine normale Verdauung und deshalb ging ich zum nächsten Heilungsschritt über, indem ich eine intensive Enzymtherapie zur Stärkung des Immunsystems verordnete und den Anteil der „schleichenden Prozesse" bei Krebs mit dem homöopathischen Mittel Thuja ans Licht zu holen beabsichtigte. Darauf reagierte Frau H. heftig. Ihr alter Frust kam hoch, sie sei nichts wert. Sie schaute unversöhnlich auf ihre Eltern: „Die sind schuld! Die haben immer nur Arbeit, Arbeit, Arbeit im Kopf gehabt und ich durfte nie mal was anderes tun als Pflicht, Pflicht, Pflicht!" Endlich waren sie erwacht: die Wut, die Aggression, der Widerstand, das Aufbegehren gegen alte Muster. Klarerweise sucht man zuerst draußen einen Schuldigen. Aber dieser Schritt raus aus der Opferrolle in die Selbstverteidigung ist bei Krebs von zentraler Bedeutung. Da sie inzwischen ihre energetische Visitenkarte[8] angefertigt hatte, spürte sie in sich den Drang, ihr Leben neu zu gestalten. Doch zunächst war Versöhnungsarbeit angesagt. In die Versöhnung mit sich selbst kommen bedeutet, Schuldgefühle und Schuldzuweisungen in Ich-Botschaften umzuwandeln. Sich selbst annehmen in seinem ganzen Sein strebt einen höheren Betrachtungsort an, von wo aus man versöhnlich auf sich schauen kann – auf seine früheren Denk- und Handlungsweisen, auf seine Stärken und Schwächen.

Die Versöhnungsarbeit fiel der Patientin schwer, aber sie entwickelte die Tugend der Geduld, denn sie spürte, dass es in ihr leichter und heller wurde. Mit jedem Heilungsschritt wurde sie ruhiger und geduldiger. Der Zeitpunkt Zeitraum der unseligen Prognose, sie habe nur noch ein paar Monate zu leben, waren längst überschritten. Sie ließ zwar eine Operation zu, aber diese war gut vorbereitet und wurde nicht durch andere konventionelle Maßnahmen beeinträchtigt. Sie war selbstbewusst und eigenverantwortlich geworden, so dass sie freundlich-bestimmt Chemo- und Strahlentherapie ablehnte. So sollte es sein. Heilung ist der Weg in die Eigenverantwortlichkeit. Das beachte ich, denn es erspart Verbote oder Meinungen. Meine Aufgabe ist allenfalls eine Aufklärung und eine klare Standortbestimmung, wie ich denke, fühle und handle, aber das ist jenseits von Urteil und Meinung.

Besonders bei Krebserkrankungen fehlt die Fähigkeit, die auch das desolate Immunsystem widerspiegelt, zwischen SELBST und FREMD zu unterscheiden. Viele Krebskranke lassen eine Fremdbestimmung zu, erst in der Phase vor der Diagnose, dann nach der Diagnose. Die Angst ist keine Entschuldigung für die fehlende

Entscheidung: Wie gehe ich mit meinem Körper um? Zeitdruck, der typischerweise mit Krebs verbunden ist, gibt es in der Heilkunst nicht. Wir dürfen als Therapeuten zwar schnell erkennen, wo die Ursache liegt und was therapeutisch sofort dran ist, aber die Patienten brauchen die Zeit, die sie brauchen, um in ihre Heilung zu gehen. Da gibt es keine Prognose, nur Offenheit für den Fluss der Energien. Die messbare Zeit verfliegt im Nu, wenn man mit Herz und Geist bei einer Sache ist, wenn man lösungsorientiert nach vorne schaut, denn nur dort liegt die Lösung. Die Lange-Weile taucht auf, wenn man den ganzen Tag nur im Sumpf seiner Krankheit watet und sein Krankheits- und Therapiebewusstsein nährt. Darum ist es so sinnvoll, kreative Übungen zu verordnen, damit die messbare Zeit vergeht und die geheime Türe zur ZEIT sich langsam öffnet.

Schlussworte

Sie haben viel Zeit mit sich selbst verbracht, indem Sie sich auf diese Themen eingelassen haben. Ich bin sicher, es geht hurtig voran in mit Ihrer Heilung. Sie sind auf dem besten Wege, gesund zu werden und zu bleiben. Dazu wünsche ich Ihnen von ganzem Herzen Mut, Humor und Tatkraft. Was uns eint, ist die Erfahrung der Krankheit – oft, wie in meinem Leben, auch durch Dummheit entstanden – und die Erfahrung der Heilung. Das empfinde ich als etwas beglückend Menschliches.

Haben Sie inzwischen rausgefunden, welchen Leitsatz die 12 Buchstaben ergeben?

Er lautet:

Ja zur Heilung

Anhang

Die Natronkur

Die Natronkur dient der Entsäuerung von Blut, Lymphe und Gewebe.
Benötigt werden:
Naturnatron
Biologische Zitrone (im Ofen bei 100° 10 Minuten gebacken)
Agar-Agar (Alge)
Mineralöl (Petrolatum)
Heilerde oder Aion-A

Ablauf der Kur:
Morgens nüchtern ½ Teelöffel Naturnatron in kaltem Wasser anrühren, dann heißes Wasser dazugeben, umrühren. Bitte so heiß wie möglich trinken.
Einige Minuten später 1 Glas kühles Wasser mit 6–12 Tropfen frischem Zitronensaft trinken.
Agar-Agar – ca.15 min. nach dem Zitronensafttrunk 4–5 Streifen kauen und gut einspeicheln (räumt alle Schlacken aus).
Mit dem Frühstück 15 Minuten warten.
Zwischen den Mahlzeiten ½ Teelöffel Heilerde o. ä.
Abends 1 Esslöffel Mineralöl (Petrolatum) einnehmen.
Diese Kur wird 10 Tage durchgeführt, eine Woche wird pausiert, dann Natronkur wiederholen.

Bezugsquelle für Natron, Agar-Agar und Petrolatum:
Christine Schell
Tel.: 07222-9349519
www.essenzia-eK.de
info@essenzia-eK.de

Übung: Versöhnung mit dem systemischen Familienfeld

Sie sitzen allein im Raum und stellen sich den Menschen mental vor, mit dem Sie in Versöhnung kommen möchten. Sprechen Sie mit vernehmlicher Stimme. Dann prüfen Sie zuerst, ob Sie in die Anklage gehen wollen. Wenn ja, dann tun Sie es mit Ihren eigenen Worten. Dann folgen die folgenden Versöhnungssätze (hier am Beispiel „Vater", der bereits unter den Ahnen weilt). Es sind einfache Aussagesätze:

Du bist mein Vater, ich bin deine Tochter/dein Sohn.

Ich ehre dich als meinen Vater.

Ich habe viel für dich getragen.
(Sagen Sie ruhig, was Sie getragen haben, wenn es Ihnen wichtig ist)

Ich trage es nicht mehr.

Ab jetzt übernehme ich nur die volle Verantwortung für mein Leben.

Vater, ich gebe dir die Ehre und den Platz, der Dir gebührt

Und der ist hinter mir.

Von dort kannst du mich stärken.

Lebt der Vater, wird er flankierend auf die rechte Seite beim Rechtshänder oder auf die linke Seite beim Linkshänder platziert. Führen Sie das Versöhnungsritual täglich mit derselben Person durch, bis Sie im Bauch bei den Lebenden und in den Nieren am Rücken bei den Ahnen ein warmes Gefühl empfinden. Dann wechseln Sie zur nächsten Person.

Sie sind Person P, vor Ihnen muss der Weg frei sein von Resonanzen mit Lebenden und Ahnen.

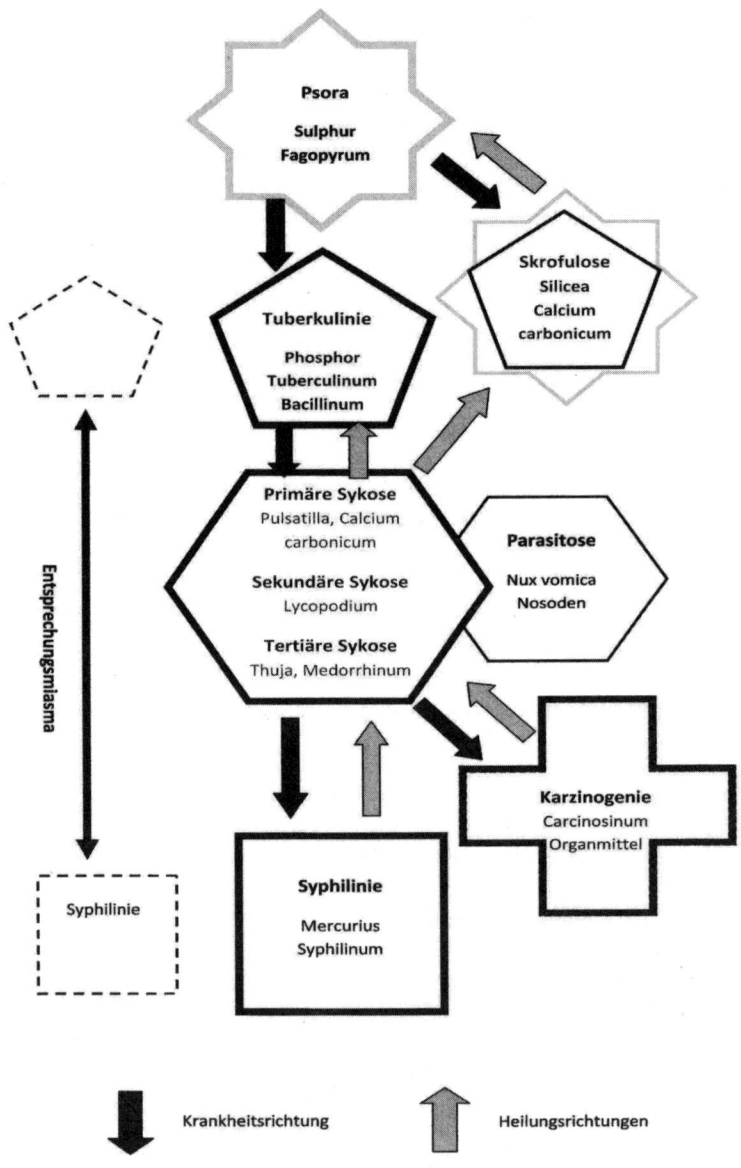

Literaturliste

Béliveau, Richard: Krebszellen mögen keine Himbeeren; Kösel Verlag, München 2007

Deutsche Heilpraktiker Zeitschrift: Zeit und Rhythmus, 6/2007, 2. Jahrgang, Sonntag Verlag

Hirneise, Lothar: Chemotherapie heilt Krebs und die Erde ist eine Scheibe. Sensei Verlag 2002

Knauss, Harald, Sonnenschmidt, Rosina: Die zwölf Tore der Heilung, Heilwerden und gesund bleiben im Jahreslauf; Homöopathie & Symbol Verlag, Berlin 2005

Knauss, Harald, Sonnenschmidt, Rosina: Homöopathische Heilungsprozesse im Spiegel des Gartens; Sonntag Verlag, Stuttgart 2004

Lütz, Dr. med. Manfred: Lebenslust, Pattlock Verlag, München 2002

Sonnenschmidt, Rosina: Exkarnation – der große Wandel. Verlag Homöopathie & Symbol

Sonnenschmidt, Rosina: Wege ganzheitlicher Heilkunst, Sonntag Verlag 2005

Sonnenschmidt, Rosina: Miasmen und Kultur – Krankheit und Heilung aus kulturhistorischer und homöopathischer Sicht, Verlag Homöopathie & Symbol, Berlin 2007

Sonnenschmidt, Rosina: Der Miasmen-Test. Verlag Homöopathie & Symbol

Sonnenschmidt, Rosina: Miasmatische Krebstherapie. Verlag Homöopathie & Symbol 2008

Sonnenschmidt, Rosins: Buchreihe „Organ – Konflikt – Heilung", Band 1 – 6. Narayana Verlag 2008, 2009

Sonnenschmidt, Rosina: Radionischer Energietest. Unimedica Verlag 2009

Sonnenschmidt, Rosina und Knauss, Harald: Das Auto aus heiterer und homöopathischer Sicht. Narayana Verlag 2009

Zabel, Prof. Dr. Werner: Die interne Krebstherapie, Bircher-Benner Verlag GmbH, 1968

DVDs der Autorin im Steinhardt Verlag

Syphilinie und Sykose

Tuberkulinie, Skrofulose und Psora

Karzinogenie

Aus der Reihe Organ-Konflikt-Heilung: Leber und Galle, Verdauungssystem

Schüßler-Salze 1 - 26

Vita der Autorin

5.9.1947 geboren

1977 Promotion in Musikethnologie, Indologie, Ägyptologie

1972–1984 regelmäßige Redaktionelle redaktionelle Hörfunkarbeit im WDR, SDR und SWF

1990–1992 Ausbildung in Kinesiologie (TFH Instructor, Three-In-One-Facilitator)

Ab 1990 Einführung der ganzheitlichen Vogelheilkunde mit zahlreichen Fachpublikationen.

Seit 1984 Medial- und Heilerschulung bei Margaret Pearson, Mary Duffy, Ray Williamson, Chris Batchelor, Tom Johanson in England und Deutschland

1986–1992 Erforschung der Sterbenergetik

Seit 1996 Guest lecturer in den USA, in Kanada, England, Schweiz und Österreich für Tiermediziner (IVAS, AHVMA, BVMA)

Seit 1998 Einführung der WINGS®Tierkinesiologie für Tierärzte unter der Schirmherrschaft der GGTM (Gesellschaft für Ganzheitliche Tiermedizin)

Seit 1998 zusammen mit Harald Knauss Leitung der Medial - und Heilerschulung

Seit 1999 Naturheilpraxis für Homöopathie

2006 und 2009 Einladung zur Kaiserlichen Homöopathiegesellschaft in Tokyo (Japan)

Seminare von Rosina Sonnenschmidt und Harald Knauss:

„Medial- und Heilerschulung"
Infos unter: www.mediale-welten.com
Organisator: Markus Mayer, Gartenstr.7, 79189 Bad Krozingen, Tel.:
07633-9334223, Fax: 07633-939436, E-Mail: info@mediale-wel-
ten.com

Seminare von Rosina Sonnenschmidt
„Miasmatische Homöopathie" mit Zertifizierung für Ärzte und
Heilpraktiker
Organisation: Heilpraktikerschule Isolde Richter, Tel.: 07644-8366
Infos unter www.isolde-richter.de und www.rosina-sonnenschmidt.de

[1] Miasmatische Mittel in der Homöopathie behandeln die Ursache
der Krankheit und beachten, was man an familiär angelegten
Krankheiten geerbt hat.

[2] Anwendung und Bezugsadressen siehe im Anhang

[3] Die Versöhnungsübung finden Sie im Anhang.

[4] Der Fall ist aus meinem Buch zitiert: „Miasmatische
Krebstherapie", siehe Literaturverzeichnis

[5] Zytokine sind Protein-Botenstoffe der Zellkommunikation.

[6] Siehe hierzu das Buch „die 12 Tore der Heilung" von Harald
Knauss und Rosina Sonnenschmidt

[7] Nur zur Info: Cakra ist die richtige und international gültige deutsche Umschrift. Chakra ist die englische Umschrift.

[8] Zu allen Übungen siehe mein Buch: Wege ganzheitlicher
Heilkunst, Sonntag Verlag 2004

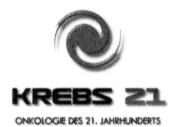

KREBS 21

ONKOLOGIE DES 21. JAHRHUNDERTS

Krebs21 e.V. * PF 1205 * 71386 Kernen
Tel: 07151-910217 * Fax: 07151-910218
e-mail: info@krebs21.de * www.krebs21.de

Liebe Leserin! Lieber Leser!

Jeden Tag wenden sich Menschen mit Krebs, deren Angehörige, Journalisten, Wissenschaftler, Ärzte und weitere Interessierte an unsere Organisationen in den USA, Großbritannien und Deutschland, um mehr Informationen über erfolgreiche Krebstherapien zu erhalten. Dies geschieht vor allem vor dem Hintergrund, dass in absehbarer Zeit Krebs die Herz-Kreislauferkrankungen als Todesursache Nr.1 in Deutschland ablösen wird. Immer wieder wird uns von großen Fortschritten der Chemotherapie, durch Interferon, Interleukin, Stammzelltherapie, Gentherapie, stereotaktischen Bestrahlungen, Angiogenese-Hemmer und vieles mehr erzählt. Doch wenn man ins Detail geht, erkennt man sehr schnell, dass die Statistiken auf den zweiten Blick nicht so positiv aussehen wie viele Krebskranke oftmals annehmen.

Krebs wird leider immer noch als eine eigene Krankheit angesehen - **und nicht als ein Symptom einer Erkrankung eines Menschen.** Deshalb wird auch immer noch versucht, die *Krankheit Tumor* mit allen zur Verfügung stehenden Mitteln wie Chemotherapie oder Bestrahlung auszumerzen. Es werden nur noch Tumore - und keine Menschen mehr behandelt. Durch diese Sichtweise war es möglich, dass sich in den letzten Jahrzehnten alles auf 4 Krebstherapien konzentriert hat: Chirurgie, Bestrahlung, Hormon- und Chemotherapie. Fast alle Forschungsgelder sind in diese Therapien geflossen - doch für Millionen Krebskranker ohne irgendeinen durchbrechenden Erfolg.

Unsere täglichen Erfahrungen zeigen uns, dass die meisten Onkologen immer noch versuchen, ausschließlich Tumore zu zerstören. dass die Zerstörung eines Tumors jedoch nicht gleichzusetzen ist mit einer Verlängerung der Lebenszeit und schon gar nicht mit einer Verbesserung der Lebensqualität, zeigen die vielen Metastasen und leider auch die hohe Sterblichkeitsrate bei den häufigsten Krebsarten. Um Mißverständnisse auszuschließen: Die Zerstörung des Tumors ist ein wichtiger Bestandteil jeder Krebstherapie und auch wir sind in bestimmtem Fällen für den Einsatz aggressiver Mittel.

Jedoch wurde durch diese einseitige Sichtweise in den letzten Jahrzehnten der Mensch als Träger des Tumors leider vergessen. Denn er ist es, der diesen Tumor entwickelt. Nur wenn wir den ganzen Menschen betrachten, und nicht nur seinen Tumor, können wir ihn auch richtig behandeln. Ein weiterer Punkt ist der, dass durch diese einseitige Konzentration andere erfolgreiche Krebstherapien in den Hintergrund geraten sind. Wir hören immer wieder: "Mein Arzt würde es doch wissen, wenn es andere erfolgreiche Krebstherapien gäbe."

Dabei erleben wir doch alle jeden Tag, dass die ganzheitliche Betrachtung von Krankheiten zugunsten einer chemischen bzw. High-Tech Medizin weichen muß und deswegen erfolgreiche Therapien vergessen, verdrängt, aus finanziellen Gründen verleugnet, als nicht erfolgreich verkannt oder an den Universitäten erst gar nicht mehr gelehrt werden. Ob eine

Therapie erfolgreich ist oder nicht, wird in der Wissenschaft vor allem mit sogenannten Doppelblindstudien bewertet. Leider zeigt es sich jedoch immer wieder, dass diese Studien entweder falsch bewertet werden oder aber die Zahlen nicht richtig sind. Ein weiteres Problem stellen außerdem Fälschungen aus Profitgier dar. Aufgrund solcher "Forschungen" kommen dann Medikamente auf den Markt, auf die sich Betroffene und Ärzte verlassen. Der Leidtragende ist dabei der erkrankte Mensch.

Einerseits sagen Ärzte und Krankenkassen, dass Sie nur Doppelblindstudien als wissenschaftlich fundiert akzeptieren, und andererseits werden diese Doppelblindstudien von den gleichen Personen angezweifelt, wenn sie nicht in deren Schema passen. Oder wie kann man sich sonst erklären, dass es sehr viele Doppelblindstudien gibt, die beweisen, dass Chemotherapien bei epithelialen Tumoren (über 80% aller Krebsarten) nur in den wenigsten Fällen geholfen haben, das Leben zu verlängern, jedoch immer noch bei den meisten Krebskranken eingesetzt werden. Ärzte dürfen in Deutschland zuerst einmal nur *wissenschaftlich fundierte* Therapien anwenden. In der Regel "dürfen sie wählen" zwischen einer krebserzeugenden Bestrahlung, einer immunzerstörenden Chemotherapie und einer Operation, deren Folgen evtl. nie mehr rückgängig zu machen sind.

Doch Hand aufs Herz, wer untersucht eigentlich, wie wissenschaftlich diese Wissenschaft noch ist? Wie frei können Ärzte eigentlich ihre Patienten behandeln, bzw. wie stark werden Sie von Institutionen, Regierungen und Firmen unter Druck gesetzt? Krebs ist eine den ganzen Menschen umfassende Erkrankung, und Sie müssen die Verantwortung für Ihre Gesundheit heute mehr denn je wieder in Ihre eigene Hand nehmen.

Täglich erfahren wir von Menschen, wie diese ihren Krebs besiegt haben, welche Therapien sie machten, welche Ernährungsmaßnahmen die Therapien begleiteten, welche Visualisierungstechniken sie benutzten, welche allgemeinen Lebensveränderungen notwendig waren, um den Krebs zu besiegen und vieles, vieles mehr. Die Summe dieser Maßnahmen läßt sich leider in kein bestehendes wissenschaftliches System pressen und auswerten - und schon gar nicht erfolgreich patentieren. Viele Menschen, die sich an uns oder an ganzheitlich denkende Krebstherapeuten wenden, haben noch etwas gemeinsam: Sie haben sich nicht-konventionellen Therapien meist erst in einem Stadium zugewandt, nachdem konventionelle Therapien versagten. Um so positiver sind deshalb die Erfolge zu bewerten, die wir tagtäglich erfahren dürfen. Wie groß könnten die Erfolge erst sein, wenn Krebskranke sich schon früher darum bemühen würden, welche Möglichkeiten einer Therapie es gibt, und nicht erst, nachdem wichtige Teile herausgeschnitten wurden, notwendige Organe durch agressive Präparate fast unfähig sind normal zu arbeiten, und die Angst vor dem Tod das Immunsystem so stark unterdrückt, dass ein zufriedenes Leben nur noch begrenzt möglich ist.

Krebs ist heilbar. Immer wieder erleben wir, dass auch Menschen in einem sogenannten *finalen Stadium* ihren Krebs besiegen. Werden Sie deshalb aktiv und finden Sie heraus, was Sie noch heute gegen Ihren Krebs tun können. Übernehmen Sie die Verantwortung für Ihre Erkrankung. Überlassen Sie es nicht anderen Menschen, dass Sie gesund werden. Beginnen Sie noch heute damit, darüber nachzudenken, was Sie zukünftig anders machen werden und vertrauen Sie Ihrer inneren Stimme, die Ihnen sagt, dass SIE Ihren Krebs besiegen.

Wir werden alles tun, um Sie auf diesem Weg so gut wie möglich zu unterstützen.

SENSEI Verlag – wir sorgen uns um Ihre Gesundheit

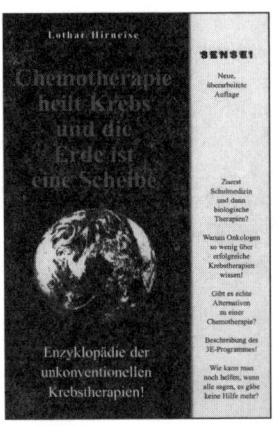

„Zukünftig wird es nur noch zwei Gruppen von Krebskranken geben. Solche, die dieses Buch gelesen haben – und die Nichtwissenden."

Seit vielen Jahren bereist Lothar Hirneise die ganze Welt auf der Suche nach den erfolgreichsten Krebstherapien und klärt Menschen darüber auf, dass es mehr als Chemotherapie und Bestrahlung gibt. Neben der Beschreibung von über 100 Krebstherapien und Substanzen zur Behandlung von Krebs, klärt der Autor auch darüber auf, welche Krebstherapien bei welchen Krebsarten in der Schulmedizin angewandt werden und was man als Patient unbedingt wissen muss, bevor man sich solchen Therapien unterzieht.

Erstmals wird auch das 3E-Programm beschrieben, das auf der Auswertung der Krankengeschichten von Tausenden von Menschen beruht, die Krebs in einem sehr späten Stadium überlebt haben. Erfahren Sie, warum so viele Menschen an Krebs sterben müssen und andere nicht. Das Buch liefert nicht nur eine unglaubliche Menge an Informationen, sondern hilft dem Krebskranken auch durch aktive Übungen des 3E-Programmes, seinen eigenen Weg zu finden, um Krebs zu heilen. *Großformat, Über 850! Seiten nur € 39,90.*

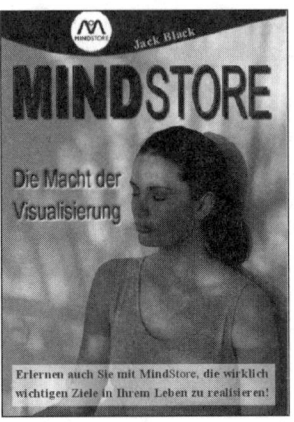

Erlernen auch Sie mit MindStore, die wirklich wichtigen Ziele in Ihrem Leben zu realisieren!

Das **Mind**Store System zählt europaweit zu einem der bekanntesten Programm für eine positive Persönlichkeitsentwicklung. Mit einfach anzuwendenen Techniken zeigt der Jack Black, wie jeder seine Ziele erreichen kann, und zwar unabhängig davon um welche es sich handelt.

Viele Menschen nehmen heutzutage an Kursen für Zeitmanagement, Präsentationstechniken, Teamförderung, Projektmanagement und vielen anderen nützlichen Kursen teil. Doch wo andere Kurse aufhören, fängt **Mind**Store erst an. Der Autor lehrt Sie Grenzen zu sprengen und wie Sie zuvor unerreichbare Ziele verwirklichen können. Nehmen Sie die Zügel für Ihre Zukunft ab sofort fest in die Hand und beginnen Sie noch heute die ersten Schritte in eine neue Welt der tiefen Zufriedenheit.

Jack Black stieß in seinen Forschungen auf eine Nobelpreis Studie von Roger W. Sperry. Diese Studie gab ihm wichtige neue Einsichten in die innere Welt unseres Gehirns. Aus diesen Forschungen entwickelte sich über die Jahre ein Trainingssystem an dem bis heute über 200.000 Menschen teilgenommen haben. Viele von ihnen haben anschließend darüber berichtet, wie sich ihr Leben durch **Mind**Store positiv entwickelt hat. *212 Seiten nur € 12,90.*

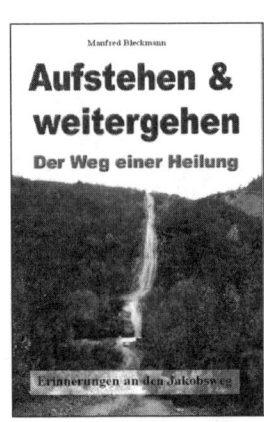

Über mehrere Wochen hinweg begleitet Manfred Bleckmann seine Frau Hanne auf dem berühmten Jakobsweg. Während seine Gemahlin sich einen Traum erfüllt und große Strapazen auf sich nimmt, geht der Autor währenddessen in Gedanken seine eigenen Lasten der letzten Jahre durch. Schockiert durch die Erstdiagnose Prostatakrebs und verzweifelt als seine PSA Werte trotz Operation erneut ansteigen, erinnert er sich an all seine Ängste und wie er es geschafft hat, die Krankheit nicht nur zu besiegen, sondern gestärkt und voller Lust auf das Leben aus ihr zu entfliehen. Einfühlsam und ehrlich spricht er nicht nur seine Furcht und Themen wie Impotenz an, sondern zeigt durch seinen eigenen Lebensweg, dass Krebs auch eine Chance ist. Eine Chance in ein erfülltes Leben und ein Wegweiser für eine glücklichere Zukunft, die ohne diese Diagnose so gar nicht möglich gewesen wäre.

Hardcover, 172 Seiten nur € 14,90

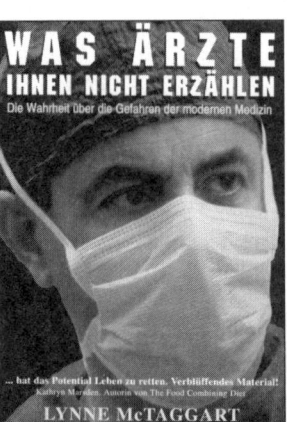

In diesem Buch werden nicht nur Krebsbehandlungen etwas kritischer betrachtet, sondern auch die Früherkennungstests wie Abstrich oder Mammographie etwas genauer angeschaut. Die Autorin, beschreibt, dass gern benützte Worte wie „Tumorverkleinerung" und „positive Reaktion auf die Behandlung" nicht unbedingt gleichzusetzen sind mit Überlebenschance oder Lebensqualität. Anmerkung: Damit ein Medikament die Zulassung bekommt, muss es nur nachweisen, dass es Tumore schrumpfen lässt und nicht, dass es Leben verlängert. Inhalt: Diagnostische Übertreibungen, Cholesterin-Trugschluss, Impfungen, Antibiotika, Zahnmedizin, Operationen, Verantwortung übernehmen und vieles, vieles mehr.

430 Seiten nur € 18,90

SENSEI Verlag – wir sorgen uns um Ihre Gesundheit

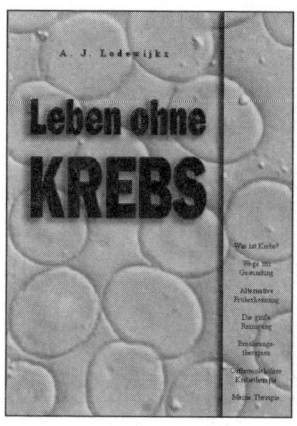

Leben ohne Krebs

Der Holländer A.J. Lodewijkx beschäftigt sich schon seit über 30 Jahren intensiv mit der Krebsproblematik. Er hat sich in dieser Zeit intensiv mit den Forschern Budwig, Seeger, Warburg, Jung, Kuhl, Wendt, Issels, Spengler und Koch beschäftigt. Dabei fand er einen roten Faden der Therapie heraus, welchen er in seiner Therapien seit nunmehr drei Jahrzehnten erfolgreich einsetzt. Wer sich als Leser darüber informieren will, wie Krebs entsteht und warum Ernährung eine zentrale Rolle in allen Krebstherapien spielt, für den ist dieses Buch ein Juwel. Zusätzlich klärt der Autor auf, wie er Krebs diagnostiziert bzw. welche Methoden er zur Therapiekontrolle anwendet. *A5, 224 Seiten nur € 18,90*

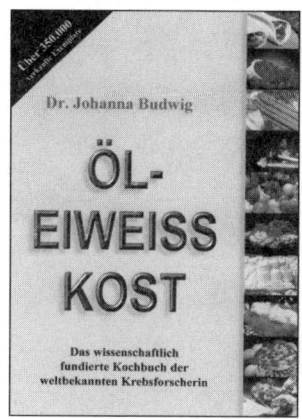

Öl-Eiweiß Kost,

In diesem Buch geht es um die Praxis der erfolgreichen Krebstherapie. Es werden mehr als 160 Menüvorschläge präsentiert und auf wenigen Seiten noch einmal alle wichtigen Ernährungsschritte erklärt. E. Clement, Magazin *Regeneration:* "Diese einfache Therapie hat gegenüber all den anderen zwei Nachteile:
1. sie sieht zu einfach aus, klingt nicht gelehrt;
2. sie erfordert eine persönliche Anstrengung, ein Umdenken. Sie ist aber die einzig biologisch vollwertige Methode." Dieses Buch ist das Praxisbuch zum erfolgreichen Titel von Frau Dr. Budwig: *Krebs - das Problem und die Lösung*. A5, 180 Seiten nur € 15,30.

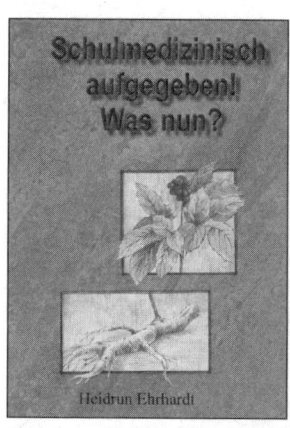

Schulmedizinisch aufgegeben - was nun?

Heidrun Ehrhardt hatte keine Hoffnung mehr. Schulmedizinisch austherapiert und beide Lungen voller Metastasen, bot man ihr noch einen Versuch mit einer Hochdosischemotherapie an, welchen sie dankend ablehnte und sich für einen biologischen Weg entschied. Lernen auch Sie von der Autorin, dass:

* Krebs in jedem Stadium der Krankheit zu besiegen ist und man auch dann die Hoffnung nicht aufgeben sollte, wenn dies die Ärzte schon längst getan haben.
* Krebs bei weitem nicht die gefährliche Krankheit ist als die sie immer wieder dargestellt wird und die Diagnose bzw. die Therapien oftmals schlimmer sind als die Erkrankung. * Krebs in einem späten Stadium nur dann geheilt werden kann, wenn man ganzheitliche Therapien anwendet. * Krebs mit vielen Therapien sehr erfolgreich behandelt werden kann und nicht nur mit Chemotherapie und Bestrahlung. *A5. 340 Seiten nur € 18,90.*

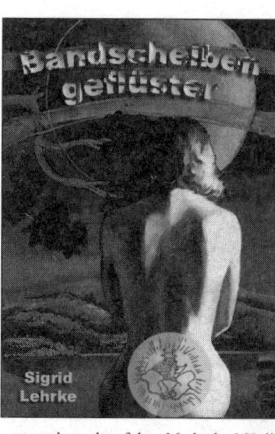

Rückenschmerzen?

„Viele Menschen kennen ihr Auto wie ihre Westentasche und pflegen es auch gut. Würde eine Werkstatt den noch funktionierenden Auspuff erneuern wollen, gäbe es Protest. Man würde noch andere Fachleute dazu befragen und sich mehrere Angebote einholen. Sagt aber ein Arzt, dass eine Operation notwendig ist, erkundigen sich die wenigsten, was es da noch auf dem Markt der Möglichkeiten gibt."

Humorvoll lebt die Protagonistin vor, wie sie die Volkskrankheit Nummer eins, Rückenschmerzen, für sich und ihre persönliche Ent - wicklung nutzt. Trotz Gesundheitsreform und unterschiedlicher schulmedizinischer Meinungen, lässt sich die Autorin einige Weisheiten von ihrer Bandscheibe flüstern und lebt ohne die empfohlene OP ein angenehmes Leben. Ein ideales Geschenkbüchlein! *244 Seiten handliches Format nur € 9,90.*

SENSEI Verlag – wir sorgen uns um Ihre Gesundheit

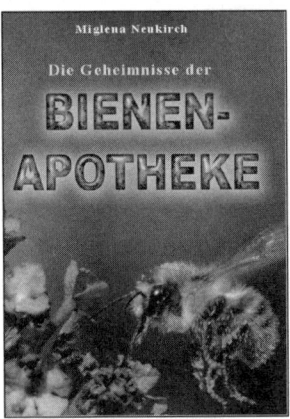

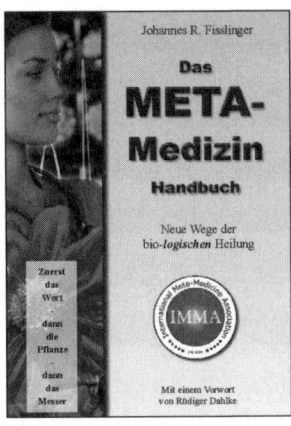

DIE GEHEIMNISSE DER BIENENAPOTHEKE

Mehr Power und Erfolg im Kampf gegen Krankheiten und vorzeitiges Altern, bessere Lebensqualität und mehr Lebensfreude dank des neu entdeckten Wissens über die uralten Heilkräfte von Honig. So geht die Autorin detailliert auf zahlreiche Einsatzmöglichkeiten von Honig ein bei verschiedenen Beschwerden und Erkrankungen von A wie Abwehrschwäche, Allergien, Asthma über B wie Blutarmut, Blutdruck, Bronchitis, D wie Darmkatarrh, G wie Grippe, Gürtelrose, H wie Herzinfarkt, K wie Krebs, L wie Leberentzündung, Lungenentzündung, P wie Prostatavergrößerung, R wie Rheuma bis Z wie Zahnfleischentzündung. *116 Seiten nur € 12,90*

Das Meta-Medizin Handbuch

Was wäre, wenn man im Gehirn den ganzheitlichen Zustand unseres gesamten Körpers und der Psyche, wie in einem Buch, ablesen könnte? Was sind die URSACHEN von Erkrankungen und warum werden Krankheiten oftmals chronisch? Kann man wirklich Ursachen und nicht nur Symptome behandeln? In diesem Buch erhalten Sie Antworten auf Ihre Gesundheitsfragen und verlieren gleichzeitig die Angst vor Symptomen. Ab sofort können auch Sie die Selbstverantwortung für Ihren Körper und Ihren Geist übernehmen und Sie werden neue Wege finden zur bio-*logischen* Heilung. *304 Seiten nur € 22,90.*

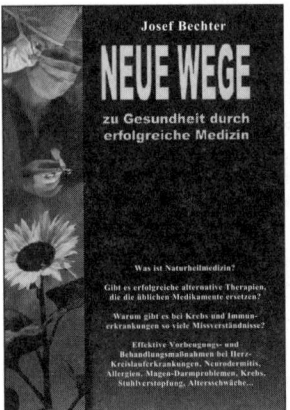

Dass Gesundheit durch chemische Medikamente und Arztbesuche nicht käuflich erwerbbar ist, hat uns die Vergangenheit mit von Jahr zu Jahr mehr Kranken gelehrt. Früher waren es die Seuchen wie Cholera und Pest, die die Menschen massenhaft dahin gerafft haben. Heute sind es die Zivilisationskrankheiten, allen voran Krebs und Herz-Kreislauferkrankungen, denen aufgrund falscher oder unvollständiger Behandlung jährlich viele Millionen Menschen unnötigerweise zum Opfer fallen. In diesem Buch werden die Ursachen der Krankheitsflut erörtert und naturheilkundliche, effektive und wissenschaftlich fundierte Behandlungsmethoden zu den häufigsten Zivilisationskrankheiten verständlich gemacht. Gesundheit ist einfach, erhaltbar und im Krankheitsfall grundsätzlich wieder herstellbar. Dieses Buch erklärt Ihnen, was Sie erstens selbst tun können und zweitens was Sie beachten müssen, wenn Sie wieder zu Ihrem Arzt gehen. *Hardcover, 432 Seiten nur € 22,90*

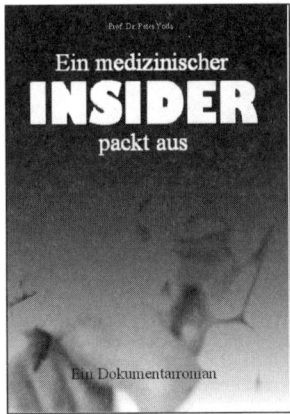

Prof. Dr. Peter Yoda war über viele Jahre Mitglied des berühmten Frankfurter Clubs, einer Vereinigung exzellenter Wissenschaftler, die Ableger auf der ganzen Welt haben. Nachdem er aus dem Club ausgestiegen ist, erzählt der Insider, wie Patienten und Ärzte täglich belogen und betrogen werden. Mit schockierenden Einsichten erklärt er welche Systeme dahinter stehen und wie Regierungen und Pharmafirmen über Leichen gehen. Der Autor zeigt hemmungslos auf, wie falsch und gefährlich die heutige Medizin ist, ohne dass dies von der breiten Öffentlichkeit wirklich wahr genommen wird. Erfahren Sie, auf welche perfide Art erfolgreiche Therapien unterdrückt und stattdessen absolut nutzlose und krankmachende in unser tägliches Leben implantiert werden. Dieses Buch ist nichts für schwache Nerven, denn Prof. Yoda erzählt Details der 40er Studien, die leider unmenschlichsten Studien die jemals gemacht wurden. Außerdem klärt er Sie über „Perpetuums Mobile" auf, die von Regierungen und Firmen weltweit eingeführt wurden und deren einzige Aufgabe ist, Angst in der Bevölkerung zu verbreiten, damit Sie machen was andere wollen. *196 Seiten nur € 14,90*

SENSEI Verlag – wir sorgen uns um Ihre Gesundheit

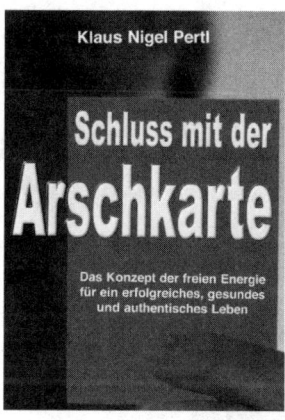

Sie haben die Fähigkeit, alle die für Sie wichtigen Ziele zu realisieren. Sie besitzen diese Fähigkeit von Geburt an. Die Frage ist nur, ob Sie wissen, wie Sie diese Fähigkeiten bewusster nutzen und aktivieren? In diesem Buch lernen Sie 38 Techniken die tausendfach erprobt sind und die Sie in die Lage versetzen werden ein glückliches und erfülltes Leben zu realisieren - selbst wenn Sie das im Augenblick noch nicht für möglich halten. Zum ersten Mal erklärt der Autor das Konzept der freien Energie und wie Sie diese in Ihr Leben integrieren können. Klaus Nigel Pertl ist professioneller Visualisierungstrainer (Mindstore). Er hat in den letzten Jahren mehr als 10.000 Personen unterrichtet und sich ausführlich mit verschiedenen Formen von Visuali- sierungstechniken beschäftigt. A5. 332 Seiten nur € 19,90.

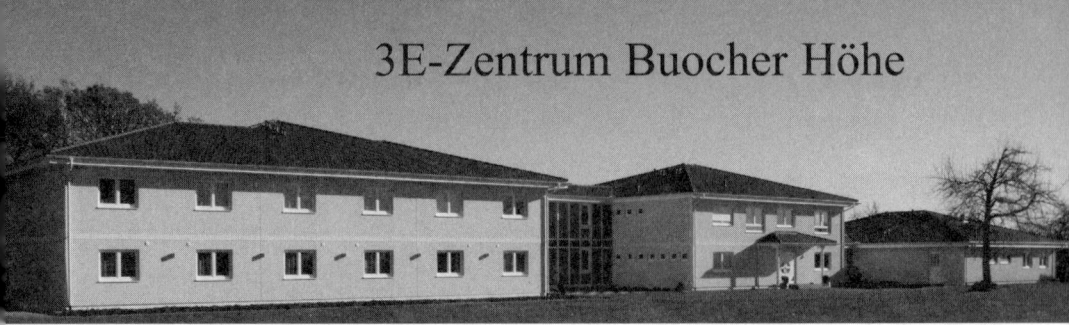
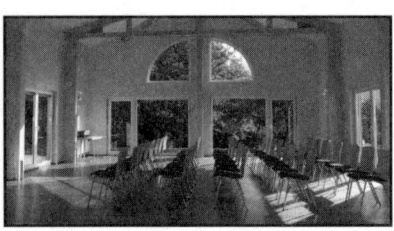
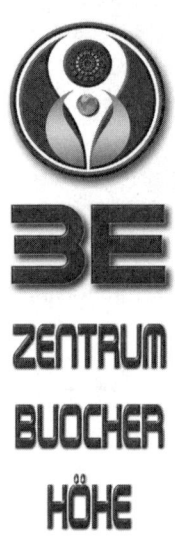
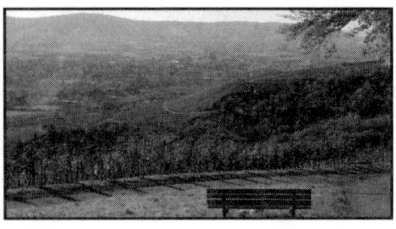
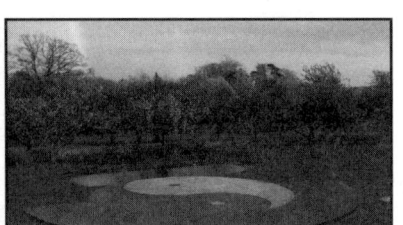
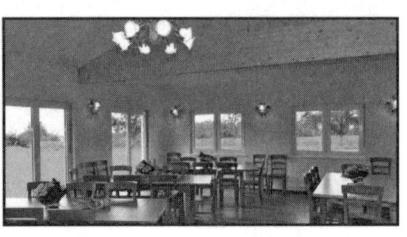